专家谈
呼吸道疾病防治

姚天樵　编著

中国社会出版社

总　序

造就新农民　建设新农村

李学举

党的十六届五中全会作出了建设社会主义新农村的战略部署。在社会主义新农村建设过程中，大力发展农村文化事业，努力培养有文化、懂技术、会经营的新型农民，既是新农村建设取得进展的重要标志，也是把社会主义新农村建设不断推向前进的基本保证。

为落实中央的战略部署，中央文明办、民政部、新闻出版总署、国家广电总局决定，将已开展三期的“万家社区图书室援建和万家社区读书活动”由城市全面拓展到农村，“十一五”期间计划在全国1/3以上的村委会开展农村图书室援建和读书活动，使两亿多农民由此受益，让这项造福城市居民的民心工程同时也造福亿万农民群众。中央领导同志对此十分重视，中共中央政治局委员、国务院副总理回良玉同志作出重要批示：“发展农村文化事业是新农村建设的重要内容，也是农村发展中一个亟待加强的薄弱环节。在农村开展图书室援建和读书活动，为亿万农民群众送去读得懂、用得上的各种有益书刊，对造就有文化、懂技术、会经营的新型农民，满足农民全面发展的需求，将发挥重要作用。对这项事关农民切身利益、事关社会主义新农村建设的重要活动，要精心组织，务求实效。”

中共中央政治局委员、中央书记处书记、中宣部部长刘云山同志也作出重要批示。他指出："万家社区图书室援建和万家社区读书活动，是一项得人心、暖人心、聚人心的活动，对丰富城市居民的文化生活、推动学习型社区建设发挥了重要作用。这项活动由城市拓展到农村，必将对丰富和满足广大农民群众的精神文化生活，推动社会主义新农村建设发挥积极作用。要精心组织，务求实效，把这件事关群众利益的好事做好。"

为了使活动真正取得实效，让亿万农民群众足不出村就能读到他们"读得懂、用得上"的图书，活动的主办单位精心组织数百名专家学者和政府相关负责人，编辑了"建设社会主义新农村书屋"。"书屋"共分农村政策法律、农村公共管理与社会建设、农村经济发展与经营管理、农村实用科技与技能培训、精神文明与科学生活、中华传统文化道德与民俗民风、文学精品与人物传记、农村卫生与医疗保健、农村教育与文化体育、农民看世界等10大类、1000个品种。这些图书几乎涵盖了新农村建设的方方面面。"书屋"用农民的语言、农民的话，深入浅出，使具有初中文化水平的人就能读得懂；"书屋"贴近农村、贴近农民、贴近农村生活的实际，贴近农民的文化需求，使农民读后能够用得上。

希望农村图书室援建和农村读书活动深入持久地开展下去，使活动成为一项深受欢迎的富民活动，造福亿万农民。希望"书屋"能为农民群众提供一个了解外界信息的窗口，成为农民学文化、学科技的课堂，为提高农民的素质，扩大农民的视野，陶冶农民的情操发挥积极作用。同时，也希望更多有识之士参与这项活动，推动农村文化建设，关心支持社会主义新农村建设。

值此"新农村书屋"付梓之际，以此为序。

二〇〇六年九月

序

健康，就个人和家庭而言，是赖以生存的基本要素，只有身、心得以健康，人们才能保证生存质量和生命质量的提高，才能有益于健康年龄的延长和民族素质的提高。

全民身、心相对健康，不仅为整个社会全面发展打下了良好的自然基础，也标志着一个国家的文明和进步。

通过健康教育，不仅要将防治常见病多发病的科学知识普及给广大民众，也要使不同的群体逐步了解和掌握如何养成健康的生活方式，怎样减少和防止不良的生活习惯，从而提高健康意识和自我保健能力。为保障生存质量和生命质量的提高，要进一步使广大民众认识到，现代医学对健康的理解远不仅仅是躯体没有疾病。健康的全面含义包括着体格健壮、心理健全、人与自然、人与社会环境相互依存、相互和谐发展的新观念。

党的十六大提出要提高全民的健康素质，这为全民“健康管理”、“健康促进”、“健康维护”、“健康研究”，提出了更高的目标，也为健康教育指明了方向。

要想提高全民族健康素质，就应通过各种形式，广泛开展健康科学知识的宣传普及。

世界卫生组织研究报告，说明了健康教育的实际意义，具体指出：人体三分之一的疾病通过预防保健可以避免；三分之一的疾病通过早期发现可以得到有效控制；三分之一的疾病通过信息的有效沟通能够提高治疗效果。

世界卫生组织前总干事中岛宏博士指出：“许多人不是死于疾病，而是死于无知。不要死于愚昧，不要死于无知。”

上述，足以说明健康科学知识宣传普及的深远意义。

为贯彻落实党的十六大提出的“提高全民族的科学文化素质，传播科学知识”的精神，中央文明办、民政部、新闻出版总署、国家广电总局四部委，体察民意，满足民众需求，共同组织并举办了“万家社区图书室援建和万家社区读书活动”的暖民心活动，也是一项十分有益于广大群众健康素质提高的活动。

为此，我承应了《城乡社区健康管理丛书》主编的任务。该套丛书，是由我国营养学专家赵霖教授、急救医学专家李宗浩教授、肿瘤学专家王建璋教授、心理学专家王效道教授、心血管专家吴树燕教授、脑血管专家吴逊教授、内分泌专家高妍教授、呼吸疾病专家姚天樵教授、消化道专家许政刚教授、医药保健专家刘建文研究员、口腔医学专家林培炎教授、外科专家肖锦模教授、妇女保健专家陈宝英教授，在短期内分别编撰了高血压病、心、脑血管疾病、糖尿病、呼吸道疾病、消化道、癌症、口腔等疾病的防治，以及家庭急救、养生与保健、心理健康、膳食平衡、女性健康等科普读物，以充实城乡万家社区图书室。

嗣后，将继续组织专家分批陆续出版健康知识的相关读物。这些系列丛书，我们将本着一看就能懂，一懂就能用，一用就有效的原则展示于广大读者。为个人健康、家庭健康、社会健康，为我中华民族素质的提高作出应有努力。

钱信忠

2006年8.24.

作者简介

姚天樵，首都医科大学附属北京安贞医院、北京心肺血管疾病研究所呼吸内科教授，主任医师，研究生导师。曾开展内科与创伤的临床研究，在国内第一次提出“亚临床脂肪栓塞”的诊断标准。主要著作有《50例创伤病例血气分析》、《脂肪栓塞综合征的发病机制》、《慢性支气管炎》、《肺气肿》、《马凡氏综合征合并自发气胸》及《肺功能参数与左室终末压相关性研究》等。

目　　录

慢性支气管炎

阻塞性肺气肿

肺心病

支气管哮喘

支气管扩张病

肺炎

肺结核

肺间质性疾病

自发性气胸

肺癌

肺栓塞

呼吸病常用诊疗技术

呼吸疾病的基本知识

呼吸是与我们生命联系最主要的生理活动之一，当婴儿离开母体发出第一声啼哭就开始了第一次的呼吸，并且一刻不停地伴随我们一生。那么究竟什么是呼吸呢？呼吸就是随着胸廓和膈肌的运动，把肺里的气体吐出来，把空气吸进去，这种一呼一吸有节律的交替运动就称为呼吸。

一　呼吸系统包括的主要器官

呼吸系统的主要器官包括呼吸道、肺和胸廓（见图1）。呼吸道又分上下呼吸道，以声门为界，鼻、咽、喉称上呼吸道，大家熟悉的上呼吸道感染（简称上感）就指这部分呼吸道发生了感染。上呼吸道除了能呼吸气体外，还能吞咽、湿化、加温和净化空气，并且有嗅觉和发音的功能。声门以下包括气管、支气管及其分支，称为下呼吸道。它以骨和软骨环作为支架，内覆黏膜，外盖结缔组织和平滑肌纤维。下呼吸道不仅是空气通过的管道，而且具有防御、清除异物，调节空气温度、湿度的作用。我们所说的气管炎、支气管炎是最常见的下呼吸道疾病。

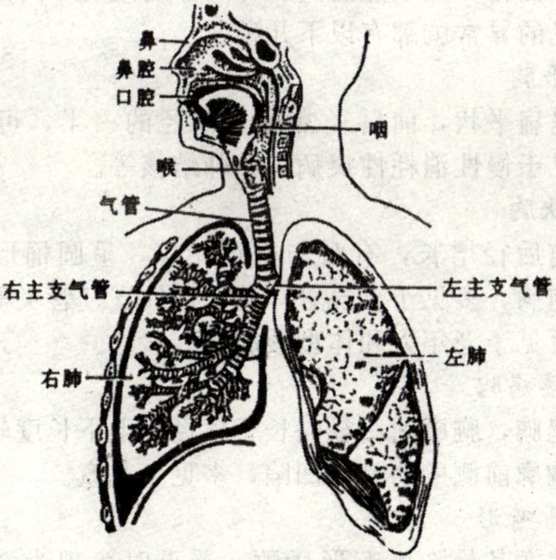

图1　呼吸系统组成

肺是气体交换的主要器官，它位于胸腔内纵隔的两侧，分为左肺（有上、下两叶）和右肺（有上、中、下三叶）。人的肺脏从外观上看右肺较左肺略大，年龄越小，表面越光滑、湿润、富有光泽，呈淡红色；随着年龄的增长，吸入空气中的灰尘沉淀于肺内，颜色逐渐变为灰暗乃至蓝黑色，并出现许多蓝黑色斑点。老年人的肺脏颜色最深，吸烟者尤甚。

胸廓是由胸骨、肋骨、胸椎以及它们之间的连接组织共同组成的，成年人的胸廓近似圆锥形，上小下大，前后径小，横径大，前后径与横径之比为1∶1.5。老年人的胸廓前后径可略小于横径或与横径相等。人吸气时，在肌肉的作用下，胸廓容积增大；呼气时，在重力和肌肉等的共同作用下，胸廓容积缩小。胸廓不仅参与呼吸运动，还具有支持和保护胸腔脏器的作用。

二 异常的胸廓

成人胸廓近似圆锥形，上小下大，前后径小，横径稍大，二者比例为1∶1.5。由于某些疾病或自体发育的因素，可引起胸廓外形发生变化，医生能通过胸廓外形的改变，对某些疾病做出判断。常见的异常胸廓有以下几种：

1. 扁平胸

胸廓呈扁平状，前后径常短于横径的一半，可见于瘦长体型，也可见于慢性消耗性疾病，如肺结核等。

2. 桶状胸

胸廓前后径增长，有时与横径相等，呈圆桶形，肋间隙加宽，有时饱满，多见于支气管哮喘、慢性支气管炎等症引起的肺气肿，也可见于老年人和体型矮胖的人。

3. 佝偻病胸

俗称鸡胸，胸廓前后径略长于横径，上下长度较短，胸骨下端前突，胸廓前侧壁肋骨可凹陷，多见于儿童。

4. 胸廓畸形

因脊柱尤其是胸椎畸形所致，严重时表现为脊柱前凸、后凸、侧凸或侧后凸，使胸廓两侧不对称，肋间隙增宽或变窄。

三　呼吸器官的功能

1. 通气功能

呼吸器官的通气功能是显而易见的，呼吸道是气体进出的通道，肺是吸入氧气排出二氧化碳进行气体交换的场所，胸廓是完成呼吸运动不可缺少的组成部分，这些在前面已经做了详细的描述。

2. 免疫防御功能

像人体的其他器官一样，呼吸器官的免疫反应也包括体液免疫和细胞免疫。呼吸道中存在着许多种免疫球蛋白，如 IgA、IgM、IgG，它们可参与人体的体液免疫。另外肺脏中的淋巴细胞、肺泡巨噬细胞、纤维连结素以及白介素、干扰素和各种趋化因子均可参与细胞免疫。若免疫缺陷，易导致各种严重感染；若免疫反应过高，即超（过）敏反应或称变态反应，也会引起机体损害和疾病。例如我们常见的过敏性哮喘则属于I型变态反应。

3. 代谢和内分泌功能

肺不仅是呼吸器官，而且还是重要的内分泌、代谢器官，它可以参与蛋白质、糖和脂类的代谢，并且可以在生理状态或异常情况下产生作用于血管平滑肌的一些血管活性物质，在哮喘和急性肺损伤等病的发病机理中有重要意义。另外，呼吸道散在分布具有多种内分泌功能的细胞，它是肺部肿瘤产生异位性内分泌综合征的主要来源。

四　人体的呼吸运动

人的呼吸运动是借助膈肌和肋间肌的收缩和弛张来使胸廓扩大和缩小，从而带动肺的扩张和回缩。吸气时，可以看到肋骨前部向上外方移动，而呼气时可以看到肋骨向下内方移动，吸气时膈肌收缩使腹部向外隆起，呼气时膈肌松弛，腹部回缩。

呼吸方式有胸式呼吸和腹式呼吸，一般女性以胸式呼吸为主，男性以腹式呼吸为主，但实际上这两种呼吸同时存在，当出现某些疾病时，就可使这两种呼吸运动发生变化。例如，肺、胸膜、胸壁疾患可使胸式呼吸减弱而腹式呼吸增强，当腹腔疾患时，膈肌下降运动受限，腹式呼吸减弱而以胸式呼吸为主。对于有慢性呼吸道疾病的老年人，应坚持腹式呼吸的锻炼。

正常人平静呼吸时，每分钟16～20次，呼吸增快可见于强体力劳动、发热、甲状腺机能亢进、心功能不全等。呼吸运动深度变浅可见于呼吸肌麻痹、肺炎、胸膜炎、胸腔积液、气胸、肺气肿等。

五　常见的病理性呼吸

1. 潮式呼吸

呼吸由浅慢逐渐变为深快，然后再由深快到浅慢，之后经过一段呼吸暂停，再开始如上的周期性呼吸，这种呼吸周期长约30秒至2分钟，暂停约5～30秒，所以需较长时间仔细观察才能发现。一般多见于中枢神经系统疾病，如脑炎、脑膜炎、颅内压增高及某些中毒、(如糖尿病酮症酸中毒、巴比妥中毒等)。但有些老年人在深睡眠时也可出现潮式呼吸，此多为脑动脉硬化、中枢神经供血不足的表现。

2. 间停呼吸

表现为有规律呼吸几次后，突然停止呼吸，间隔一个短时期后又开始呼吸，或为周而复始的间停呼吸。间停呼吸较潮式呼吸更为严重，病人的预后多不良，常在呼吸完全停止前发生，例如肺性脑病、脑炎等疾病临终前可出现间停呼吸。

3. 叹气呼吸

患者自觉胸部发闷，过一段时间则呼出一大口气后，自觉症状好转。当患者注意力集中于自己呼吸时，则发生这种呼吸的次数增多；注意力转移时，则呼吸正常。这种呼吸多见于神经衰弱、精神紧张或忧郁的人。

4. 抑制性呼吸

此为胸部发生剧烈疼痛所致吸气突然中断，呼吸运动短暂地突然受到抑制，患者常常表情痛苦，呼吸较正常浅快。常见于急性胸膜炎、胸膜恶性肿瘤、肋骨骨折、胸部严重外伤等。

5. 睡眠呼吸暂停综合征

有异常打鼾（打呼噜），伴有较长时间呼吸暂停，口和鼻的气流停止至少在10秒以上。并有相应的症状者，应视为病理性呼吸。对其应进行睡眠全过程监测，定其性质及病理基础，以便及时采取有效的防治措施。

几种病理性呼吸见图2。

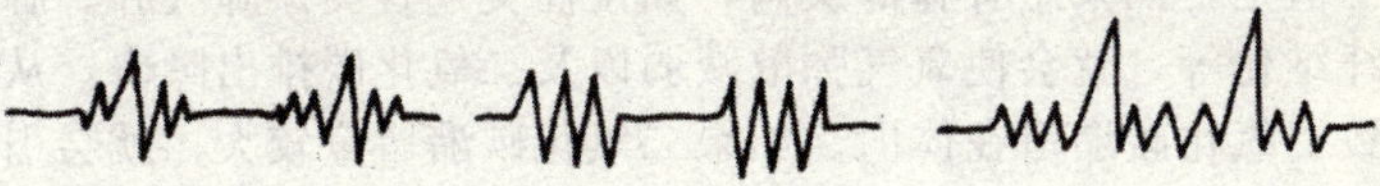

(1) 潮式呼吸　(2) 间停呼吸　(3) 叹气呼吸

图2　几种病理性呼吸

六　人体的内呼吸和外呼吸

人一刻也离不开呼吸，因为人体在新陈代谢过程中不断消耗氧并产生二氧化碳，这就需要靠呼吸来完成气体交换。呼吸机能是通过三个连续过程完成的。

1. 外呼吸

是指外界空气经呼吸道在肺泡处与肺循环毛细血管内的血液之间的气体交换过程。

2. 气体运输

是指肺循环内毛细血管和体循环毛细血管间的血液中的气体运输过程。

3. 内呼吸

是指体循环毛细血管内的血液和组织间的气体交换。

氧气与二氧化碳的交换是在肺泡里进行的。肺泡是呼吸系统的最基本、最细小的单位，它的壁极薄，只有一层细胞，中间是空的，外界空气最后就到达这里。从肺动脉流到肺泡毛细血管的血液中，红细胞是充满二氧化碳的，而氧的浓度很低，与此同时，肺泡中所含的二氧化碳和氧的情形正好相反，根据物理学原理，气体总是由高分压处流向低分压处，因此肺泡内的氧弥散入毛细血管，而毛细血管中的二氧化碳扩散到肺泡空气中被呼出的气体里，同时，富含氧气的血液再通过血液循环运送到全身各器官组织，又把组织代谢产生的二氧化碳运送到肺部，这样周而复始的不断地进行气体交换，以维持我们正常的生理需要。

但是，如果患有肺部疾病，如慢性支气管炎、肺气肿、肺间质纤维化等，就会使氧气弥散减弱以及二氧化碳排出障碍，从而导致二氧化碳潴留在体内。如果二氧化碳潴留量较大，就会引起呼吸性酸中毒，引起脑组织损伤，也就是我们常提起的呼吸衰竭和肺性脑病，这些都是威胁生命的疾患。

七　缺氧及其严重程度的判断

缺氧就是由于空气中氧气浓度不足或患有某种疾病造成氧的供给不能满足机体需要；或组织由于氧化过程障碍而不能正常地利用氧，则机体就会发生代谢机能和形态结构的变化，严重时甚至危及生命。

判断病人是否缺氧，一般要观察其紫绀的程度、呼吸的频率和幅度。紫绀即皮肤黏膜呈弥漫性紫蓝色改变，一般病人口唇、舌、指（趾）甲床出现紫绀，呼吸既快又浅，提示明显缺氧；若同时伴有意识改变，如嗜睡甚至昏迷，说明缺氧相当严重。然而目前最准确客观的办法是取病人的动脉血，做血气分析，了解其氧分压下降的情况，来准确地反映机体缺氧的程度，这对医生判断病情及指导治疗具有非常重要的意义。

通常，人正常的动脉血氧分压（PaO_2）为 12.6～13.3 千帕（95～100 毫米汞柱），健康人的动脉血氧分压可随年龄的增长逐渐降低，并受体位等生理影响。一般低氧血症可分为轻、中、重三级，轻度：PaO_2＞8.0 千帕（60 毫米汞柱）但小于正常；中度：PaO_2 在 4.6～8.0 千帕（35～60 毫米汞柱）之间；重度：PaO_2＜4.6 千帕（35 毫米汞柱）。

八　老年人呼吸道的特点

在正常生理情况下，支气管黏膜含有比一般细胞大几倍的吞噬细胞，可以吞食细菌和尘埃，或将它们集中送到附近的淋巴结中加以消灭。支气管黏膜分泌液中还有多种抗病菌的物质，如溶菌酶和免疫球蛋白，尽管外界污染空气不断进入呼吸道和肺，但并不引起疾病。

老年人随着年龄的增长，呼吸道黏膜萎缩，分泌机能减弱，喉头的防御反应也较迟钝，支气管黏膜的纤毛上皮脱落、减少，纤毛的运动能力减弱，吞噬细胞的功能、支气管分泌免疫球蛋白的功能都减弱，管壁变薄，血液供应不如青壮年时期。另外，老年人的肺的弹性减低，呼吸肌收缩减弱，致使吸入和呼出的气体量减少，每次呼气后肺内残留的气体（即残气量）增多，影响新鲜空气的吸入。同时，老年人咳嗽时的力度减弱，呼吸道分泌物及尘埃不易被咳出，滞留于气道内的分泌物成为各种细菌和微生物的培养基，促使其生长繁殖。这些因素都使得老年人呼吸道的清扫和防御功能减弱，这就是老年人易患呼吸道疾病的主要原因。另外，老年人身体各系统的生理功能均有不同程度的减弱，常常合并一些慢性疾病，如高血压病、冠心病、脑血管疾病、糖尿病等。尤其是活动受限长期卧床者，身体的抵抗力会进一步下降，这也是老年人易患呼吸道疾病的另一些原因。

九　呼吸道疾病的常见症状

1. 咳嗽

咳嗽是一种非常常见的症状，是由于喉头或气管受到刺激引起的，它是人体的防御和保护性的一种呼吸道反射动作，可以帮助呼吸道（主要是下呼吸道）清除外界侵入的异物及过多的分泌物，起到清洁和保护呼吸道的作用。例如：吃饭或喝水时不小心呛进气管，就会产生剧烈的咳嗽，直到咳出为止，这就是保护性作用的结果。当人咳嗽时，声门和会厌软骨增高，然后声门突然开放，使肺内高压的气体喷射而出，就成为咳嗽，于是呼吸道内的异物或分泌物随高压气流的冲击而被排出，这就是咳嗽的作用机理。

通常呼吸道感染都会引起不同程度的咳嗽，例如：急慢性咽炎、急慢性支气管炎、支气管扩张、肺结核、肺炎、肺脓肿等。有些肺癌也可以以咳嗽为其首发症状，继而出现一些其他症状。另外，一些老年人会经常咳嗽而查不到其他病因，这是因为人老了以后，肺部的弹性组织及支气管壁的纤毛细胞失去正常功能，痰等分泌物便易于在肺里集聚，必须用力咳嗽才能排出。除此之外老年人受到冷空气、煤气、香烟或其他烟尘的刺激也较青年人易于引起咳嗽。

2. 咳痰

健康人一般不咳痰，或只咳少许白色黏液，它是气管、支气管黏膜的分泌物，能对气管黏膜起保护作用。来自鼻、咽和喉的黏液不是痰，而从气管或支气管以下部分咳出来的才是痰。痰液是患呼吸道疾病时人体组织与致病因子作斗争的产物，它含有黏膜分泌的黏液、坏死脱落的上皮细胞、死亡的白细胞、细菌和异物等。由于疾病的性质不同，痰液所含的成分及其颜色、性状也不同，医生可根据痰液的某些特性来判断所患疾病。因此，患者留痰的质量也是非常关键的。

为了保证痰液检查的准确性，送去化验的痰标本应该是气管深部咳出来的，而且晨起留痰前应先刷牙漱口，避免留成鼻咽部的分泌物，要尽量咳深部的痰，另外，留痰的盒要清洁，不要含有异物，留做痰培养的痰要用消毒的小盒，尽量避免外界污染。查癌细胞的痰应留刚咳出的新鲜痰，以免细胞分解失去原形。一般来讲，由气管深部咳出来的灰白色黏痰，带血丝的透明黏痰或血痰外周的黏痰，查癌细胞或结核菌的检出率才能高。

3. 咯血

是指喉部以下的呼吸器官出血，经咳嗽动作从口腔排出。咯血首先应与口腔、咽、鼻出血区分开，还要与呕血相鉴别。

呼吸系统常见的咯血原因有：

(1) 支气管疾病

支气管扩张、慢性支气管炎、支气管内膜结核、支气管肺癌等。

(2) 肺部疾病

肺结核、肺炎、肺脓肿、肺梗塞、恶性肿瘤肺转移等。

特别应该注意的是中老年人长期痰中带血而无其他症状时应进一步检查胸片、CT、纤支镜等以明确出血原因。

4. 呼吸困难

是呼吸功能不全的一个重要症状，主观上感到空气不足，客观上表现为呼吸费力，严重时可出现鼻翼扇动、紫绀、端坐呼吸等。

引起呼吸困难常见的呼吸系统疾病有：

(1) 呼气性呼吸困难

主要见于下呼吸道阻塞，如慢性阻塞性肺气肿、支气管哮喘、支气管炎、气管痉挛等。

(2) 吸气性呼吸困难

主要见于上呼吸道阻塞，如喉头水肿、睡眠呼吸暂停综合征等。

(3) 混合性呼吸困难

可见于重症肺炎、广泛性肺间质纤维化、大面积肺不张、大量胸腔积液、自发性气胸等。

5. 胸痛

一般由于胸部疾病（也包括胸壁疾病）所引起，胸痛的剧烈程度不一定与病情轻重相平行。

引起胸痛的主要原因有：

(1) 炎症

如皮炎、非化脓性肋软骨炎、带状疱疹、肌炎、胸膜炎、心包炎、食管炎等。

(2) 肿瘤

如原发性肺癌、纵隔肿瘤、骨髓瘤、白血病等。

(3) 内脏缺血

如心绞痛、急性心梗、肺梗塞等。

(4) 其他原因

自发性气胸、夹层动脉瘤、过度换气综合征、外伤、心脏神经官能症等。

值得注意的是老年人患慢性支气管炎、阻塞性肺气肿，特别是有肺大泡者，对突然发生的胸痛伴憋气症状，应警惕有无自发性气胸的可能。

十　各种性质痰的临床意义

1. 黏液痰

呈无色或浅白色透明黏液状，见于急慢性支气管炎、肺炎、肺结核、肺癌等。

2. 黏液脓性痰

黏液痰中混有不透明的黄色点或块状痰，见于急性支气管炎、肺炎或肺结核合并有细菌感染等。

3. 脓性痰

黄绿色黏稠块状，或不透明黄色稠液状痰，见于慢性支气管炎急性发作、支气管扩张症、肺脓肿、空洞型肺结核或支气管肺癌合并细菌感染等。

4. 浆液样痰

稀薄透明，富于泡沫，一般量较多，有时呈粉红色，见于左心衰竭、急性肺水肿。

5. 浆液脓性痰

黄色或绿色脓性痰，放置杯中可分三层，上层泡沫状，其下悬有脓块；中层为稀薄浆液；下层为混浊的脓性坏死物质。见于肺脓肿或支气管扩张合并感染。

6. 血痰

痰液中带血丝或血块，见于支气管扩张症、肺结核、支气管肺癌，是病变损伤小血管造成，若损伤大血管，可引起大咯血。痰呈铁锈红色，见于大叶性肺炎；如呈巧克力色，可见于阿米巴性肺脓肿或肺吸虫。

十一　“罗音”及其分类

医生所说的“罗音”是肺内呼吸音以外附加的一种声音，根据罗音性质不同，可分为以下两种：

1. 干性罗音

其发生机理是由于气管或主支气管狭窄或部分阻塞，当空气吸入或呼出时发生湍流而产生的音响，这是一种音调高、声音清楚而不连续、每个音响持续时间较长的声音。其强度、性质和发生部位易变，明显时不用听诊器也可听到。干罗音发生的基础为气管、主支气管壁上有炎症；管壁黏膜肿胀、充血、分泌物增多；支气管平滑肌痉挛；管腔内肿瘤侵入、异物或分泌物部分阻塞；或管壁被肿大的淋巴结压迫而狭窄。干罗音常发生在双侧肺部，可见于慢性支气管炎、支气管哮喘、支气管肺炎、肺气肿等，也可见于心源性哮喘。

2. 湿性罗音

由于气管或支气管内有较稀薄的液体，如黏液、痰液等，在呼吸时气体通过液体形成水泡后立即破裂而产生的声音。湿性罗音一般要依靠听诊器才能听到，有的清楚而响亮，有的听起来不很响亮，咳嗽后罗音可出现或消失，性质不易变，部位较恒定。湿性罗音只局限于肺的某一部分，说明该部分有局限性病变，如肺炎、肺结核、支气管扩张症等；如两肺满布湿罗音，多见于急性肺水肿、严重的支气管肺炎。

十二 "梅核气"与慢性咽炎的区别

门诊常有一些患者自觉咽部有梗阻感，似有异物阻塞，咳之不出，咽之不下，并因此四处求医，做各种检查均未发现有肿物生长，中医称之为"梅核气"。祖国医学认为这是气郁阻碍了脾胃运化机能，水谷之湿不能健运，从而生痰，痰气上逆，郁结于咽喉中，妨碍气机所致。西医目前认为这种病主要是由精神因素引起的咽部异常感觉，属于神经官能症的一种表现，而咽喉检查并没有异常发现。治疗上一般使用中药，如加味逍遥丸等，并注意调理精神因素。

慢性咽炎与"梅核气"并不是一回事，慢性咽炎的患者咽部黏膜可有慢性充血、淋巴组织增生等不同程度的改变。因此，慢性咽炎可有"梅核气"的一些症状，但"梅核气"者不一定有慢性咽炎的咽部表现。

十三　肺水肿

肺水肿是指过多的液体由肺内血管转移到间质及肺泡内所引起的综合征。急性肺水肿一旦发生，要针对病因及时抢救，否则可危及生命。

肺水肿按其发病原理可分为许多类型，主要是心源性肺水肿和非心源性肺水肿。心源性肺水肿是由于各种心脏病使肺毛细血管压增高形成的肺水肿；非心源性肺水肿又包括以下几种：

1. 急性呼吸窘迫综合征（ARDS）

是由于严重的创伤和感染、休克、吸入毒气和胃内容物、淹溺等多种原因引起渗透性肺水肿和急性进行性缺氧性呼吸衰竭。近年来 ARDS 的发病率有升高趋势，已越来越受到医生的重视。

2. 肺复张性肺水肿

大量胸腔积液或明显气胸时，排液或排气过快，使肺叶迅速复张而诱发肺水肿。

3. 药物性肺水肿

许多药物如海洛因、水杨酸钠、苯妥英钠等可使肺泡毛细血管通透性增高，从而诱发肺水肿。

4. 高原性肺水肿

指未经过适应性训练而迅速进入海拔 3 000 米以上的高原，或是在高原未经充分适应就开始进行重体力活动而形成的肺水肿。

5. 神经源性肺水肿

指由于脑部疾病引发的肺水肿。

十四　胸腔积液概述

人体脏层胸膜和壁层胸膜间有一个潜在的胸膜腔，在正常情况下，胸膜腔内含有微量润滑液体，其产生与吸收经常处于动态平衡。当其吸收量减少或产生量增多时，就会出现胸腔积液。

胸腔积液的症状与液量有关，一般 300 毫升以下积液，无明显症状。500 毫升以上时，病人渐感胸闷、心悸、气促等。最常见的是结核性胸膜炎引起积液，患者多有低热、咳嗽、盗汗等伴随症状，一般年轻人多见，年龄较大者症状多不典型。中年以上患者胸腔积液应考虑恶性肿瘤的可能，肝脓肿引起的胸腔积液为反应性胸膜炎，也可以是脓性的。此外，有一些短暂时间胸腔积液，未经抗结核治疗而治愈者，应考虑到病毒性胸膜炎的可能。

胸腔积液的治疗主要是病因治疗，如抗炎、抗痨的同时进行胸腔穿刺抽液。胸穿抽液的目的一是为了查找病因；二是为了减轻压迫症状。

十五　肺不张的概念及分类

当病人进行胸部 X 线片检查后发现有肺不张时，尤其是中老年患者，应引起重视，尽快查明原因。

肺不张就是当某一部分支气管受限，气流不能通过，这样肺泡腔中的气体逐渐被吸收，而肺组织依靠自身的弹性回缩可使体积缩小呈萎陷状态，这种变化称肺不张或肺膨胀不全。肺不张主要分两大类：

1. 压迫性肺不张

指肺脏受到多种原因的外在压迫发生肺不张，常见原因有胸腔积液、积气、脓胸、淋巴结肿大、肿瘤、囊肿等。

2. 阻塞性肺不张

指由于支气管被堵塞引起的肺不张，常见原因有支气管异物、支气管内肿瘤、支气管痉挛及管腔内黏稠分泌物堵塞。

一般炎症引起的肺不张经积极抗炎后可消失，但由于肿瘤引起的肺不张，则需根据情况手术治疗。

十六　吸烟的危害

吸烟是许多人的一种嗜好，但吸烟对人体的危害并不是每个人都明白的。医学专家的大量研究表明，烟草中含有很多种有毒物质，如尼古丁、烟焦油、氢氰酸，一氧化碳等，这些有毒物质可以引起慢性支气管炎、阻塞性肺气肿、肺源性心脏病、肺癌、咽炎、口腔炎、口腔癌、冠心病、早产、胎儿畸形等多种疾病。

研究表明，长期吸烟者约有50%的人死于与吸烟有关的疾病，这些人的平均寿命比预期的正常寿命减少22岁。而吸烟年龄越早，死亡率也越高。有人估计，每吸入一支烟，要减少5分30秒的寿命，而戒烟越早，危害减少得越多。应大力宣传吸烟的危害，尤其是对青少年。

十七　如何戒烟

首先，对吸烟的害处要有明确的认识；其次，要了解戒烟并不难，也没有痛苦。可根据自己的情况采取以下方法：

1. 自我控制法

逐步减少每日吸烟量，循序渐进，最后完全戒掉。整个过程尽量在两周之内完成，第一周每日吸烟量从原来的1/2逐渐减至1/3；第二周从原来的1/3逐渐减至1/6；第二周结束后完全戒掉。例如，每日吸烟20支者，第一周每日吸10至6支，第二周每日吸6至3支，第三周开始完全戒掉。

2. 厌恶疗法

在短时间内大量快速吸烟，超过平时吸烟量的2～3倍，直到吸烟者有不适的感觉，如头晕、口麻等，这种难以忍受的感觉会使吸烟者产生条件反射，一想到吸烟就联想到难受的感觉，从而达到戒烟的目的，但这种方法不宜反复使用。

3. 戒烟糖、戒烟茶

使用市场上销售的戒烟糖、戒烟茶等。

4. 中药

地龙12克，鱼腥草12克，远志12克，加水500毫升，葱汁250毫升，空腹一次服。

5. 漱口水

单宁酸5克，甘油5克，水200毫升漱口。

总之，要健康还是要吸烟，对中老年人来说更是要尽早选择，尽快戒烟，成功的关键在于决心和意志。对青少年来讲，加大宣传，重在预防。任何情况下都要禁止吸烟。

感　冒

感冒，一般指普通感冒，俗称伤风，又称急性鼻炎或上呼吸道感染，以鼻咽部卡他症状为主要表现，是最常见的疾病之一。发病率高，不分男女老幼，一年四季均可发病。患过感冒后约有一个月的免疫力，潜伏期数小时或1～3日。

一　引发感冒的诱因和病原体

引起感冒的诱因较多，一般认为感冒主要在受凉、过度疲乏、上呼吸道防御功能低下及气候突变时发病。由于人在着凉后，身体机能发生了一些变化，如血管收缩引起血液循环障碍，使身体抵抗力降低，感冒病毒乘虚而入，导致发病。此外，长期营养不良，年老体弱，情绪不佳等等，都可使身体抵抗力下降而诱发感冒。

感冒由多种病毒感染引起。成人多数为鼻病毒引起，其次可为副流感病毒、呼吸道合胞病毒、埃可病毒、柯萨奇病毒等引起。病毒是一类比细菌小很多的微生物，它通过呼吸道传染，当病人咳嗽或喷嚏时，病毒借飞沫喷出，可达2米左右，健康人吸入此种病毒就有致病的可能。在病毒感染的基础上可继发细菌感染，如溶血性链球菌、流感嗜血杆菌、肺炎球菌、葡萄球菌等。

二　感冒的表现和症状

感冒的临床症状：大多数起病较急，初起有咽干、咽痒或烧灼感，发病同时或数小时后，可有喷嚏、鼻塞、流清水样鼻涕，2～3天后变稠。可伴咽痛，有时由于耳咽管炎使听力减退，也可出现流泪、味觉迟钝、呼吸不畅、声嘶、少量咳嗽等症状。一般无发热及全身症状，或仅有低热不适、轻度畏寒和头痛，检查可见鼻腔黏膜充血、水肿、有分泌物，咽部轻度充血，如无并发症，一般经5～7天痊愈。

三　普通感冒和流行性感冒的区别

普通感冒（感冒）和流行性感冒（流感）都属于上呼吸道病毒感染的疾病，二者的不同点是：

1. 病源不同

感冒可以由多种病毒引起，如常见的鼻病毒、副流感病毒、冠状病毒、呼吸道合胞病毒等，而流感仅由流感病毒引起。

2. 症状不同

普通感冒常以鼻咽部发干、打喷嚏开始，然后出现流鼻涕、鼻塞等症状，发热较低，37℃～38℃左右，有些人不发热，全身症状较轻。而流行性感冒发病急，寒战、高热持续不退，伴有全身不适，肌肉酸痛、关节痛，上呼吸道症状如鼻塞、流涕、咽痛等，常比全身症状出现得晚。

3. 预后不同

一般感冒病情较轻，如没有并发症，1 周以内就可以自愈，很少因感冒而发生生命危险。流感的病情一般较重，恢复较慢，易发生并发症，特别是儿童、老年人及体弱的人，可因并发症而死亡。尽管普通感冒与流感有不同之处，但两者亦有很多相同之处，不易进行鉴别。在治疗上均以抗病毒、一般对症治疗及预防并发症为主。

4. 流行情况不同

感冒和流感都是空气飞沫传播的，但是感冒多为散发，在一个单位或地区，可同时或先后有多人发病，而流感常常突然发生，传播迅速，常造成地区流行，有时甚至出现世界性大流行。

5. 免疫情况不同

感冒病人身体产生的免疫力弱，维持时间短，加上能引起感冒的病毒类型众多，能交叉感染而不能交叉免疫。因此，一个人在短时间内可反复感冒。而患流感后一般可免疫维持 8～12 个月。流感病毒，特别是甲型流感病毒，容易发生变异。除平时可散发外，每隔 3～4 年发生小变异，可引起小的流行；每隔 10～15 年，因变异出现新型，就可引起大流行。

四　感冒和相似症状疾病的鉴别

感冒需与以下三种疾病相鉴别：

1. 过敏性鼻炎

临床上很象"感冒"、"伤风"。所不同的是，该病起病急骤，鼻腔发痒、频繁喷嚏、流水样鼻涕。发作与环境或气温突变有关，有时对异常气味敏感，一经接触立即发作，脱离环境后，数分钟至1～2小时痊愈。检查时可见鼻腔黏膜苍白、水肿，鼻分泌物涂片可见嗜酸粒细胞增多。

2. 流行性感冒

常有明显流行趋势。起病急，全身症状较重，高热、全身酸痛、眼结膜炎症状明显，但鼻咽部症状较轻。取病人鼻洗液中黏膜上皮细胞的涂片标本，用荧光标记的流感病毒血清染色，置荧光显微镜下检查，有助于早期诊断，病毒分离或血清学诊断可供鉴别。

3. 急性传染病的前期症状

如麻疹、脊髓灰质炎、脑炎等传染病，在患病初期常有上呼吸道症状，在这些病的流行季节或流行区，应密切观察，并进行必要的实验室检查。

五　感冒的治疗

感冒，多为病毒感染，目前尚无特效抗病毒药物，一般采用对症及中医治疗的方法。

对症治疗的方法是：病情较重或发热或年老体弱者应卧床休息、忌烟、多饮水，室内保持空气流通。如有发热、头痛，可选用解热止痛药，如：复方阿斯匹林、扑热息痛、百服宁等口服。老年人使用解热镇痛药物的用量要比青年人小，以防出汗过多，发生虚脱，也可避免胃肠刺激等不良反应，特别是有溃疡病的患者应禁用阿斯匹林类药物。咽部疼痛、红肿明显可用消炎润喉片含服、淡盐水漱口及局部雾化治疗。鼻塞、流涕时可用1%麻黄素滴鼻，但应注意滴鼻药多有缩血管作用，高血压及心脏病病人慎用，此外，打喷嚏、流涕者还可应用扑尔敏、康泰克等药物。咳嗽可选用化痰、止咳药物。

感冒属于祖国医学中的外感病范畴，临床上采用中成药或辨证施治原则治疗，有其独到益处。

1. 若恶寒发热、无汗、鼻塞、喷嚏、流清涕、头身疼痛、苔薄白、脉浮不数，可用：

＊生葱白 3～4 根，生姜 3 大片，加水煎服，每日 1 剂，连服 2 剂。

＊葱豉汤：淡豆豉 20 克，葱白头 5 个，生姜 2 片加减，每日 1 剂，分 2 次服。

＊有上述症状并有腹痛、腹泻者，可用午时茶。其主要成分包括：紫苏、藿香、柴胡、羌活、防风、厚朴、神曲、山楂、麦芽等，加生姜 1～2 片，水煎服取汗。

2. 若发热而不恶寒或稍恶寒、有汗、鼻塞、浊涕、痰黄而黏稠、咽喉红肿疼痛、苔薄黄、脉浮数。可用：

＊银翘解毒丸或羚翘解毒丸，1 日 2 次，每次 1 丸。

＊感冒软胶囊，主要成份为淡豆豉、荆芥、牛蒡子、桑叶、银花、连翘、菊花、薄荷等。

＊银翘散，包括：连翘 10～20 克，银花 10～20 克，牛蒡子、桔梗、薄荷各 6～10 克，淡豆豉、生甘草各 6 克，竹叶、荆芥穗各 3～6 克，芦根 10～12 克，水煎服，每日一副，分 2 次服。

六　感冒病人的护理

患感冒的病人如没有并发症，一般 5～7 天即可自愈。因此对感冒病人的生活护理比较重要。首先应该让病人休息好，多饮水，吃一些流质或半流质的可口食物，另外还要注意多吃些新鲜蔬菜、水果和富含维生素 B、C 类食物，少吃生冷坚硬、油腻或含粗纤维多的食物。其次，应注意室内的空气流通，但应避免冷风直接吹袭。生病后身体抵抗力下降，应戴口罩。不要去公共场所，以免相互传染。

患者如有全身不适、头痛、咳嗽等症状，可给予相应的理疗及对症治疗。

七　感冒时对抗生素的应用

感冒时，若无明显不适症状，只是单纯病毒感染，一般来说不用抗生素治疗。若感冒已经4～5天以上仍未好转，多数可能是已有继发感染，应及时检查或加用抗生素。感冒常并发化脓性鼻炎、鼻窦炎，也是感冒迁延的一个常见原因。若感冒合并心肌炎、肾炎、风湿病等，或年老体弱患者，可适当选用抗生素，如青霉素、红霉素、螺旋霉素、氧氟沙星等。

八　老年人更要注意预防感冒

感冒这个病虽小，但却不容忽视，特别是老年人，尤其对高龄患者威胁较大，应引起高度重视。增强机体自身的抗病能力是预防感冒的最好办法。

1. 平时加强身体锻炼，坚持用冷水洗脸，提高机体预防疾病的能力及对寒冷的适应能力。

2. 生活要有规律，起居定时，避免过劳，特别是要避免晚上工作过度。

3. 讲究卫生，注意室内经常开窗通风，保持室内空气新鲜，勤晒被褥等。

4. 做好防寒工作，避免引起发病的诱因。

5. 注意呼吸道病人的隔离，防止交叉感染，如病人用过的东西要及时消毒，病人的房间也应用熏醋法消毒。

6. 在感冒流行季节，尽量少去公共场合，若去也应戴口罩。

九　感冒不及时治疗引起的并发症

感冒如不及时治疗，可继发感染，出现一些并发症。常见的如急性鼻窦炎、中耳炎、细菌性咽－扁桃体炎、气管－支气管炎等。有个别患者可发生风湿病、肾小球肾炎、心肌炎、结缔组织病等。有些体弱的高龄老人，可能一次感冒后，不幸死于肺炎。对患有慢性疾病的老年人，感冒后可使病情恶化，如感冒可使有慢性支气管炎、阻塞性肺气肿、慢性肺原性心脏病的患者病情复发或加重；可使糖尿病和各种心脏病的患者病情迅速恶化，甚至危及生命。

十　感冒病人的起居饮食

老年人得了感冒，首先要注意休息，如有发热，最好能卧床2～3天，要多饮开水，吃清淡易消化的食物。饮食原则是：1. 应以清淡、稀软为原则，宜食白米粥、玉米面粥、汤面、米汤、新鲜水果和蔬菜。2. 冬季感冒时，可饮生姜、红糖水发汗或用红枣、生姜汤饮服，以增强抗病能力。忌吃油腻、黏滞、酸腥的食品，如糯米饭、油炸品、海鱼和甜食等。

十一　几种中医食疗治疗感冒的验方

1. 风寒感冒（多冬季发病）

发热恶寒、头痛身痛、鼻塞流涕、打喷嚏、舌苔薄白、舌质淡红，脉浮紧。治疗原则：疏风散寒、辛温解表。

*生姜红糖水：生姜3片，红糖适量，开水泡饮。

*紫苏粥：大米50克加水如常法煮粥，临熟时加苏叶10克。

*芫荽饴糖饮：芫荽（香菜）、饴糖各30克，加米汤100毫升，蒸热饮服。

*核桃肉、葱白、细茶、生姜各等分，捣后水煎服，盖被发汗。

*葱豉黄酒汤：豆豉15克，加水200毫升，煎煮10分钟，再加葱须30克，再煎，最后加黄酒50毫升，出锅。

2. 风热感冒（春季多发病）

发热、微恶风寒，头痛咳嗽、咽痛、目赤、舌尖红、舌苔薄白、脉浮数。治则：疏风清热、辛凉解表。

*菊花茶：菊花5克，开水冲泡，代茶饮。

*薄荷芦根饮：芦根1只，薄荷5克，煎水饮用。

*白菜绿豆饮：白菜头1个，洗净切成片，绿豆芽30克，煎水饮用。

＊桑菊豆豉饮：桑叶、菊花各10克，豆豉6克，煎水饮。

＊葱豉粥：白米50克，葱白3寸，豆豉10克，如常法煮米粥，临熟时加入葱豉。

3. 风湿感冒（或暑湿感冒）

夏季发病，发热头痛，头晕如裹、鼻塞声重、面色黄白、困倦乏力、纳减欲呕、舌苔白腻、舌质淡红、脉濡滑。治则：祛风化湿。

＊藿香饮：鲜藿香叶10克，沙糖适量，煎水饮用。

＊苡仁赤小豆粥：苡仁米（薏米）洗净晒干，碾成细粉，每次取30克。先取赤小豆30克煮熟，然后加大米50克，放水500毫升左右，煮粥将熟时加入苡仁米粉。每日早晚餐顿服，10天为一疗程。

4. 气虚感冒

肥厚荔枝肉5枚，煮酒一盅，服之颇效，若因气虚感寒，胸膈稍滞，鼻塞不畅者，用上法无不捷效。

慢性支气管炎

慢性支气管炎是气管、支气管黏膜及其周围组织的慢性非特异性炎症，是老年人的常见病、多发病。据普查结果，慢性支气管炎的平均发病率为4%，患病率随年龄增长而增高。50岁以上的人发病率高达13%，北方农村可高达40%以上。其临床表现为长期咳嗽、咳痰，或伴有气喘，病程连续2年以上，多在寒冷季节反复急性发作。我国慢性肺心病约有90%左右继发于慢性支气管炎，这是一种严重危害人民健康的疾病。

一 慢性支气管炎的病因

慢性支气管炎的发病原因比较复杂，根据国内、外病因调查及实验防治研究认为，它由多种因素长期相互作用而致病。这些因素包括：感染、物理化学性刺激、气象因素、过敏及免疫功能降低等。

1. 感染

是引起慢性支气管炎的一个常见的重要原因。支气管炎初起多因呼吸道病毒感染所致，如鼻病毒、流感病毒、腺病毒和呼吸道合胞病毒等。这些病毒侵入支气管纤毛上皮细胞并在内大量繁殖，破坏黏膜和上皮细胞，使其失去保护作用，这使原来存在于呼吸道中的细菌如流感嗜血杆菌、肺炎双球菌等便有了致病作用。

2. 物理、化学性刺激

长期吸烟及空气被化学毒物、粉尘或有害的工业废气污染，对呼吸道黏膜有刺激，损害了黏膜正常的清扫和防御功能，便会引起慢性支气管炎。据普查统计，长年吸烟的比不吸烟的慢性支气管炎的发病率高2～8倍，而且吸烟量越大，发病率越高。

3. 气象因素

寒冷为慢性支气管炎发作的重要诱因。许多老年慢性支气管炎患者在冬季发病，主要是因为寒冷刺激可使气管纤毛运动减弱，气管痉挛，气管变窄，毛细血管收缩，影响血液循环，使局部抵抗力降低而易受感染。此外，寒冷使黏液腺分泌增加，吸入气体湿化不足，痰液黏稠，呼吸道不畅，也是慢性支气管炎的诱发因素。

4. 过敏

特别是喘息型慢性支气管炎的发病与过敏关系密切。如对尘埃、尘螨、真菌、寄生虫、花粉及化学气体过敏，便可使呼吸道黏膜水肿、充血和支气管痉挛而发生咳嗽和喘息。

5. 免疫功能下降

本病 50 岁以上的老年人发病率高，这与老人呼吸道局部防御及免疫功能低下有一定的关系。老年人肾上腺皮质激素与性激素分泌减少，使呼吸道黏膜萎缩，肺组织储备能力降低，肺组织弹性减退。这些均是容易引起慢性支气管炎和反复发作的原因。

二　慢性支气管炎的临床表现

慢性支气管炎的临床特点是反复的咳嗽、咳痰、或伴有喘息。

1. 咳嗽

长期反复逐渐加重的咳嗽是本病的突出特点。轻症病人仅有轻微咳嗽及少量黏痰。当秋冬气候骤变或急性上呼吸道感染而引起急性发作时，咳嗽频繁且加重，以清晨及夜间明显。

2. 咳痰

痰量多少不一，一般为白色黏液痰及白色泡沫样痰；伴有急性感染时痰液变得黏稠，或呈脓性，痰量增加；咳嗽较剧烈时，痰中偶带血丝。

3. 气喘

病人如果痰多，支气管发生痉挛，气管壁水肿狭窄，病人就会出现气喘。

在体格检查方面，慢性支气管炎早期可无异常体征，急性发作期肺部常有散在的干、湿罗音。慢性喘息型支气管炎发作期，肺部可听到哮鸣音和呼气延长；如伴有感染时，罗音增多。

胸部 X 线检查，可见肺纹理增粗、增多，以双中、下野为著。继发感染时，肺纹理紊乱、粗糙或呈小斑片状阴影，且多位于纹理远端，形态不规则，直径约 2～3 毫米，以两肺中、下肺野内侧多见。这是由于细支气管发炎，管腔内分泌物阻塞所致。

肺功能检查，早期一般无明显异常，随病情发展，肺通气功能逐渐降低。

实验室检查，血常规一般无异常变化，只有在急性发作时，白细胞总数和中性粒细胞数可以偏高。慢性喘息型支气管炎患者，可有嗜酸粒细胞增多。痰液涂片和培养检查，可找到肺炎球菌、流感嗜血杆菌等。

三　慢性支气管炎的诊断

慢性支气管炎是指以咳嗽、咳痰为主要症状，或伴有喘息，反复发作，每年患病至少三个月，并连续两年以上的疾病。但咳嗽、咳痰不一定就是慢性支气管炎，如肺结核、肺脓肿、支气管扩张、支气管哮喘、心脏病等疾病也可发生咳嗽、咳痰。所以慢性支气管炎一定要在排除心、肺疾病等引起的慢性咳嗽和咳痰以后，才能诊断。对于咳嗽、咳痰不足每年 3 个月的患者，若发病时间长，根据胸片和肺功能也可以诊断为慢性支气管炎。

慢性支气管炎目前按下列分型和分期：

1. 分型

可分为单纯型和喘息型两型。单纯型的主要表现为咳嗽、咳痰；喘息型者除咳嗽、咳痰外尚有喘息，伴有哮鸣音，喘鸣在阵咳时加剧，睡眠时明显。

2. 分期

按病情进展可分为 3 期：

（1）急性发作期

急性发作期指在一周内出现脓性或黏液脓性痰，痰量明显增加，或伴有发热等炎症表现，或“咳”、“痰”、“喘”等症状任何一项明显加剧。

（2）慢性迁延期

慢性迁延期指有不同程度的“咳”、“痰”、“喘”症状迁延一个月以上者。

（3）临床缓解期

临床缓解期经治疗或临床缓解，症状基本消失或偶有轻微咳嗽少量痰液，保持两个月以上者。

四　慢性支气管炎的症状和其他疾病引起的相似症状的区别

前面已经谈到咳嗽、咳痰、喘憋这些症状不是慢性支气管炎所独有的，在呼吸系统中还有许多疾病会出现上述类似情况，这就需要我们把它们一一鉴别出来。

1. 支气管扩张

此病有反复发作咳嗽、咳痰的特点。但大多数病人有反复大量咯血病史，合并感染时有大量脓性痰。医生查体时可听到患者肺部有较多湿罗音，多为单侧，常见于下肺，位置较固定，咳嗽及体位变化后罗音不消失。胸部X线检查，常见下肺野纹理紊乱，或呈卷发状，严重时可呈蜂窝样改变。一般胸部CT及支气管碘油造影可以确诊。

2. 支气管哮喘

常于幼年或青少年发病，家族中常有类似病史，或个人过敏史。发病季节性强，夏、春季易发作。一般无慢性咳嗽、咳痰史，而以发作性喘憋为特征。发作时两肺满布哮鸣音，用支气管解痉药效果明显，缓解后无任何症状。血中可见嗜酸性粒细胞及免疫球蛋白E增高。肺功能检查中，舒缓试验或激发试验有助于该病的诊断。

3. 肺癌

40岁以上，特别是长年吸烟者多发。如果病人发生刺激性咳嗽，干咳为主，痰中带血丝，或者是慢性咳嗽有性质改变，体重下降，应警惕有此病的可能。应至医院做进一步检查，包括拍胸片、必要时行断层X线或胸部CT检查；痰送病理查找癌细胞。若胸部X线有结节状或块状阴影，或为阻塞性肺炎，经抗生素治疗未能痊愈，更应怀疑有肺癌的可能。可做纤维支气管镜检查或经皮肺部活检可以确诊。

4. 肺结核

是由结核菌引起的一种慢性肺部疾病。典型表现为咳嗽、咳痰、少量咯血、午后低热、乏力、消瘦、盗汗等症状。但老年人肺结核的表现常不典型，一般无明显的午后低热、夜间盗汗等症状。大多数老年人的肺结核是早年肺结核的重新复发。但胸部X线片上却看不出原来病灶有重新复发的变化。同时由于老年人身体抵抗力低，患了肺结核做结核菌素皮肤试验时常不发生反应，即呈阴性结果。故平时必须仔细观察老年人健康情况，如发现老年人咳嗽、咳痰、食欲减退、体重下降、精神和抵抗力都减退时，应做胸部断层检查，想到患结核的可能。

5. 矽肺及尘肺

患者多有长时间粉尘接触史，胸部X线检查可见矽肺结节、肺门阴影扩大及网状纹理增多，可与慢性支气管炎进行鉴别。

五　痰液检查的内容、方法和意义

痰液检查是明确肺病原因、判断疗效及估计预后的一种简单方法。根据检查方法分为肉眼观察和显微镜检查；根据检查内容又分为细菌学检查和病理学检查，下面就分别介绍。

1. 肉眼观察

主要是观察痰液的数量、性质、颜色和气味的改变。正常人一般无痰或痰量很少，患病时痰量增加，可由十几毫升至数百毫升不等。肺癌、肺结核、肺炎早期患者痰量不多，而支气管扩张、肺脓肿、空洞型肺结核可有大量痰液。白色稀薄样痰液多由于支气管黏膜过度分泌引起，而黄绿色黏稠痰多表示支气管或肺部有感染，如支气管扩张、肺脓肿等。粉红色泡沫样痰提示肺淤血、肺水肿；巧克力色黏痰应怀疑阿米巴肺脓肿；铁锈色痰多是大叶性肺炎所致；砖红色胶冻样痰为克雷白杆菌肺炎特有；绿色脓性痰提示肺部绿脓杆菌感染。若痰液有脓臭味多提示有厌氧菌感染。痰的肉眼观察有初步诊断价值，若要明确诊断还需进一步实验室检查。

2. 显微镜检查

除肉眼观察外，细菌学检查及病理学检查均需要显微镜的协助。在镜下可以准确辨认出细菌的种类及是否有肿瘤细胞存在。

3. 痰液细菌学检查

主要用于呼吸道感染病人的病原菌诊断，在疾病诊断中占有重要位置。检查方法：

（1）直接涂片法

一般用革兰氏染色，可区分病原菌是革兰氏阴性菌还是阳性菌；是球菌还是杆菌。优点是染色时间短，能很快出结果，为临床医生正确用药及时提供帮助。若查结核菌，可用抗酸染色；查痰隐球菌孢子荚膜，可用墨汁染色。

（2）痰培养法

可以确定细菌类型和数量，还可进行药物敏感性试验，对指导医生用药作用大。但费时间，一般 3～7 天出结果，费用高。

（3）动物接种法

可用于结核菌的鉴定。耗时长，常需要一个月左右时间。

4. 痰病理细胞学检查

也称痰液脱落细胞检查。主要是检查痰液中是否存在肿瘤细胞，为肺癌诊断提供依据。一般痰检查需连续送检 3～5 次，每次痰液量不应小于 3 毫升。一般认为送检次数越多，检出阳性率越高。

六　痰液的留取

为了获得较可靠的细菌学检查结果，应讲究痰液采集的方法。

1. 自然咳痰法

自然咳痰法最为简单，一般在清晨刷牙、漱口后，采集咳出的痰液最为理想。注意咳嗽时叩击背部，体位引流（向健侧卧位），双手挤压腹部，增加腹部收缩力，促使深部痰液咳出。

2. 诱导咳痰

对于干咳无痰或无力咳痰的患者，可服用祛痰药，如棕胺合剂、必嗽平等，或用10%高渗盐水超声波雾化吸入诱导咳痰。

3. 环甲膜穿刺

此法较少应用。经环甲膜气管内注入5～10毫升生理盐水，促使咳嗽，常可获得满意痰液。

4. 纤维支气管镜取痰

还可通过纤维支气管镜深部取痰，应用保护性毛刷技术，可以减少上呼吸道细菌污染机会，留取的痰液较为准确地反应下呼吸道感染的菌群，但操作较复杂。收集送检的痰液量每次不应小于3毫升，且必须在1～2小时内立即送检，不要存放。

七　慢性支气管炎和肺气肿、肺心病的关系

肺气肿是指终末细支气管远端的气道弹性减退，过度膨胀、充气和肺容积增大，或同时伴有气道壁破坏的病理状态。慢性支气管炎反复发作，使气管腔狭窄，形成不完全阻塞，吸气时气体容易进入肺泡，呼气时由于胸膜腔内压增加使气管闭塞，使肺泡充气过度。

慢性炎症破坏小支气管壁软骨，使之塌陷，也影响呼气时气体排出。

肺部慢性炎症使一些炎症细胞释放蛋白分解酶增加，损害肺组织、肺泡壁，形成肺气肿，肺大疱。

肺泡壁毛细血管受压，血液供应减少，肺组织营养差，肺泡壁弹性减退，促使肺气肿发生。一般由慢性支气管炎发展成为肺气肿需要6年以上。

慢性支气管炎也可发展为肺心病。由慢性支气管炎并发肺气肿至发展为肺心病是一个慢性过程，一般需要6～10年。一般肺气肿形成之后，肺泡内压力增加，造成毛细血管腔受压，使肺循环阻力增加。同时因为呼吸功能不全及缺氧，可引起肺小血管反射性痉挛，进一步使肺动脉压增高。肺动脉阻力增加加重了右心室的负担，右心室为了要克服增高的阻力，就会逐渐肥厚，最后发生右心扩张，终至右心衰竭，这就是肺心病了。

八 常吸烟的老年人易患慢性支气管炎

老年人随着年龄的增长，呼吸道的生理防御功能降低，对外界气温、气压变化的适应能力减弱；呼吸道接受外界刺激的年代长远，所受的损伤较重；以及修复各种损伤的能力较弱，这些原因使得老年人吸烟更易患慢性支气管炎。据统计，老年吸烟者慢性支气管炎比不吸烟老人发病率高 2～4 倍。吸烟时间愈长，吸烟量愈大，慢性支气管炎的患病率愈高，而戒烟可使病情减轻。

九 慢性支气管炎的治疗和治疗原则

慢性支气管炎是常有复发而难以彻底根治的疾病之一。在治疗上应采取防治结合的综合措施。在急性发作期和慢性迁延期应以控制感染和祛痰、镇咳为主，伴有喘息时，给予解痉平喘的治疗。临床缓解期应加强锻炼，增加体质，提高抵抗力。

1. 急性发作期

(1) 控制感染

特别是发热、咳脓痰及喘息加重时，均应及时采用抗生素治疗。轻者可口服，较重病人用肌注或静脉滴注抗生素。常用的抗生素有青霉素 G、红霉素及头孢菌素类等。最好应根据痰菌培养及药敏试验，选用有效抗生素。

(2) 祛痰、镇咳

应用祛痰、镇咳药物主要是改善症状。迁延期病人尤应坚持用药，以求消除症状。对年老体弱、无力咳痰或痰量多者，应以祛痰为主，协助排痰，保持呼吸道通畅，而应避免应用强的镇咳药，如可待因等，以免抑制呼吸中枢，加重呼吸道阻塞，导致病情恶化。常用药如棕胺合剂、祛痰灵、必嗽平等。

(3) 解痉平喘

常选用氨茶碱、特布他林等，舒张支气管平滑肌，解除痉挛，使痰液易排出。

(4) 气雾疗法

对于痰较黏稠，不易咳出的患者，可用气雾湿化吸入，以稀释气管内分泌物，有利排痰。

2. 缓解期治疗

吸烟的患者首先要戒烟，同时加强锻炼，增强体质，提高抗病能力，预防复发。

十　慢性支气管炎要注意预防感冒

感冒是诱发慢性支气管炎急性发作的主要原因。就中医而论，感冒是风寒入侵，肺先受邪，继而气管、支气管黏膜分泌增加，以致咳嗽痰多，甚至气急胸闷。就西医而言，感冒使支气管黏膜上皮细胞的纤毛运动减弱，黏液流速时间延长，会削弱肺脏、气管和支气管的防御能力。因此，慢性支气管炎患者，防止感冒是非常重要的。平时应适当锻炼身体，增强抵抗力。若已感冒者，根据病情及早就医诊治。

十一　慢性支气管炎不会直接导致肺癌

慢性支气管炎是一种慢性呼吸道疾病，不是传染病，所以一般不会传染。但是当慢性支气管炎急性发作，如有绿脓杆菌、克雷白杆菌感染时，因为这些细菌的毒力较强，通过空气传播，有可能传染给体质弱、抵抗力差的病人。这常常发生在住院患者身上，是院内感染问题，而不是慢性支气管炎传染。

慢性支气管炎是以黏膜上皮细胞化生，杯状细胞显著增加，黏膜腺体肥大、增生，分泌亢进以及支气管壁纤维组织增生，软骨萎缩变薄，管腔狭窄为主要特征的呼吸道改变，与肺癌无明显关系，因而慢性支气管炎不会导致肺癌。但长期吸烟病人，其中的尼古丁、焦油不但可导致慢性支气管炎，也可使支气管黏膜上皮细胞癌变，导致肺癌。

十二　慢性支气管炎急性发作的预防

慢性支气管炎患者在长期咳嗽、咳痰基础上，由于着凉、感冒等影响，使早已存在于支气管黏液中的病毒或细菌又一次大量地生长繁殖，而使症状加重，医学上称为急性发作。要防止和减少慢性支气管炎的急性发作，首要是增强身体的抗病能力，同时要消除引起急性发作的原因：

1. 加强身体锻炼，增强机体的抵抗力

运动量要根据自己的身体情况而定。每天早晨可散步、打拳、慢跑等，这样能呼吸新鲜空气，促进血液循环。冬季锻炼，能提高呼吸道黏膜对冷空气的适应能力。

2. 吸烟者应尽早戒烟

吸烟者比不吸烟者慢性支气管炎的发病率高许多倍。戒烟后，病人的肺功能能有较大改善。

3. 注意避烟

不吸烟者处于吸烟环境中，呼吸烟雾污染了的空气，易患气管炎，甚至发生肺癌。

4. 合理调节室温

冬季室内温度不易过高，否则与室外温差较大，易患感冒。随生活水平提高，现在许多家庭都购买了空调机。夏天，患慢性支气管炎的病人不宜贪凉，室内温度低，室外温度高，外出易热伤风，诱发慢性支气管炎急性发作。

5. 预防感冒和上呼吸道感染

在流感流行的季节，尽量少到人群中去，大量出汗后不要突然脱衣服以防受凉，注意随季节改变而更换衣服。

6. 多食含维生素 A 类的食物

平时多食含维生素 A 类的食物，如胡罗卜等。维生素 A 能使气管黏膜上皮抵抗力增强，对防止细菌及病毒感染与毒物刺激有一定作用。

7. 口服中药

在医生指导下口服中药扶正固本，如中药黄芪、刺五加等，疗效都较好。西医方面，可以口服必思添、核酪等药物，或肌注胸腺素等提高免疫力。

十三 慢性支气管炎病人要戒烟

国内外一致认为，吸烟与慢性支气管炎的发生有密切关系。

吸烟时间越长，吸烟量越大，慢性支气管炎的患病率也越高，而戒烟可使病情减轻。国外报道，每天吸 25 支烟以上者，慢性支气管炎的死亡率较不吸烟者高 20 倍。所以吸烟对慢性支气管炎的危害严重。

吸烟的危害主要是烟所含的焦油、尼古丁和氰氢酸等多种化学成份所致。焦油引起支气管黏膜上皮细胞增生和变异，尼古丁作用于植物神经，氰氢酸损害支气管黏膜上皮细胞及其纤毛。实验证明：吸烟使支气管痉挛引起咳嗽，同时使支气管黏膜上皮细胞纤毛运动减低，呼吸道净化功能减弱，为呼吸道感染创造有利条件。其次，吸烟使支气管壁黏液腺体肥大增生，分泌功能亢进，导致痰量增多。由于痰量增多，又加重了柱状纤毛细胞输送痰液工作的负担，使痰液排出困难。所以对于慢性支气管炎患者来说，戒烟不仅可以防止和减少本病的发生，而且还是一种有效的治疗措施。

十四　治疗慢性支气管炎时激素应用的问题

慢性支气管炎是一种反复发作的疾病。引起急性发作的原因较多，但最常见的就是感染。故在急性发作期，患者出现咳嗽、咳黄白黏痰伴有发热、喘憋时，主要应用抗生素，消除病原菌。在此基础上应用化痰、止咳、解痉平喘药物。大部分患者经过上述治疗后，感染得以控制，痰能够较通畅地排出，喘憋就得以缓解，故不需要应用激素类药物。但对于一些以喘息为主要症状的患者，经上述治疗后症状仍不能得以控制，在有效抗生素的保障之下，可以小剂量地应用一些激素，缓解支气管痉挛。近年来，国内外一些报道，建议用吸入激素取代口服激素治疗，主要是因为吸入激素能作用在靶器官——支气管黏膜及肺泡表面，直接发挥抗炎作用，入血较少，避免了一些激素的副作用。

十五　常用的化痰止咳药物

1. 常用的西药

(1) 必嗽平

功能主治：祛痰药。用于慢性支气管炎咳痰困难的治疗。

用法用量：成人每次 1～2 片，每日 3 次，口服。

注意事项：胃溃疡患者慎用。

（2）化痰片（羧甲基半胱氨酸）

功能主治：祛痰药。用于治疗慢性支气管炎引起的痰液黏稠，咳嗽困难，肺通气功能不全等。

用法用量：成人每次 2 片，每日 3 次，口服。

（3）咳必清

功能主治：镇咳药，用于干咳。

用法用量：成人每次 1 片，每日 3～4 次，口服。

（4）可待因

功能主治：强烈镇咳药。主要用于干咳。

用法用量：成人每次 15～30 毫克，口服。

注意事项：有成瘾性，属控制使用药。

（5）科福乐（苯丙哌啶）

功能主治：解痉、镇咳。主要用于咳嗽的治疗。

用法用量：成人每次 1～2 片，每日 3 次，口服。

注意事项：本片需要整片吞服，切勿嚼碎。

（6）伤风止咳糖浆

处方组成：异丙嗪、氯化胺、枸橼酸、苹果酸钠、杨梅仁。

功能主治：化痰、镇咳。用于治疗伤风和过敏引起的支气管炎。

用法用量：成人每次 5～10 毫升，每日 3～4 次，口服。

2. 常用的中药

（1）通宣理肺丸

处方组成：苏叶、麻黄、杏仁、前胡、桔梗、黄芩、陈皮、半夏。

功能主治：解表宣肺止咳。用于外感风寒咳嗽及风寒型急性支气管炎。

用法用量：成人每次 1～2 丸，每日 3 次，口服。

（2）复方甘草合剂

处方组成：甘草流浸膏，复方樟脑酊。

功能主治：祛痰镇咳。用于急、慢性支气管炎咳嗽。

用法用量：成人每次 10 毫升，每日 3 次，口服。

(3) 祛痰灵

处方组成：鲜竹沥、鱼腥草、生半夏、枇杷叶。

功能主治：清热解毒、化痰止咳，用于痰热咳嗽。

用法用量：一次 20 毫升，一日 2～3 次，口服。

(4) 川贝枇杷露

处方组成：川贝母、半夏、枇杷叶、桔梗、薄荷等。

功能主治：止咳祛痰。用于感冒及支气管炎引起的咳嗽。

用法用量：一次 10～20 毫升，一日 3 次，口服。

(5) 急支糖浆

处方组成：金荞麦、四季青、鱼腥草、前胡等。

功能主治：消炎、止咳、祛痰、化痰。

用法用量：一次 20～30 毫升，一日 3～4 次，口服。

阻塞性肺气肿

一 肺气肿及其分类

慢性阻塞型肺气肿是老年人常见的呼吸道疾病。什么是肺气肿呢？严格地说，肺气肿不是一种独立的病，而是慢性支气管炎或其他肺部疾患发展的结果。它发生的原因主要是肺组织的气体不能充分排出，含气量增多，导致肺脏过度膨胀。

根据肺气肿的发病原因不同，可分为以下几种类型：

1. 阻塞型肺气肿

这是由于支气管的慢性炎症，长期反复发作，支气管的管腔狭窄，使气道阻力增加，终末细支气管远端气腔过度膨胀伴有气腔壁的破坏，最后形成慢性阻塞型肺气肿。这种类型的肺气肿是慢性支气管炎最常见的并发症，是肺气肿中最常见的类型。

2. 老年性肺气肿

随着年龄的增长，正常老年人的肺组织发生退行性改变，使肺容积增大，含气量增多，这种老年性肺气肿属于正常的生理性变化，不属于疾病的范畴。

3. 间质性肺气肿

由于肺泡壁及呼吸细支气管破裂，气体进入肺间质而发生间质性肺气肿。

4. 代偿性肺气肿

由于肺的一侧发生病变，如肺不张、胸廓畸型或肺部手术后，导致健康一侧的肺组织进行代偿而发生代偿性肺气肿。

5. 疤痕性肺气肿（灶性）

由于肺部某一局部肺组织发生病变，其后由于病变纤维化收缩时对其他周围肺组织的牵拉作用，在病灶旁发生疤痕性肺气肿，又称灶性肺气肿。

二 引发肺气肿的因素

肺气肿的发生与多种因素有关，如吸烟、感染及遗传因素等，其中，尤以长期反复感染最为重要。如慢性支气管炎病人，支气管反复感染发炎，使支气管平滑肌、弹力纤维、细支气管软骨受到破坏，细支气管发生塌陷与不完全阻塞，吸气时气体向下能够进入，呼气时气体则不能完全排出，这样长久下去，肺内气体不断增多，肺的弹性降低，使肺体积不断增大而膨胀，便形成了肺气肿。

三 阻塞型肺气肿的病因

阻塞型肺气肿是由慢性支气管炎演变而成的，其机理可能是由于长期、反复支气管的慢性炎症，使管腔变窄造成支气管腔的不完全阻塞。另外，慢性炎症又破坏了小支气管壁软骨，使其正常的支架作用受到破坏，当吸气时支气管舒张，气体尚能进入肺泡，但是在呼气时支气管过度缩小、陷闭，这样就阻碍了气体的排出，肺泡内集聚多量气体，使肺泡明显膨胀和压力升高。由于肺泡持续过度膨胀，内压骤升，可发生肺泡破裂，使多个肺泡融合成为肺大疱，再加上肺泡壁毛细血管因气体增多而受压，血液供应减少，肺组织营养障碍，另外炎症引起肺泡壁弹性减退，最后形成阻塞型肺气肿。

四 肺气肿的临床表现

肺气肿的表现随其程度及类型不同而异。以慢性支气管炎为病因者，有多年的咳嗽、咳痰史，吸烟者常在晨起咳嗽和咳黏液痰，存在呼吸道感染时痰呈黏液脓性。咳嗽、咳痰症状多在冬季加重，第二年气候转暖时逐渐减轻。病情严重时咳嗽、咳痰长年存在，无冬重夏轻的季节性变化规律。患者开始出现气急症状，早期多在活动后感气急，如登楼梯或快步走，以后逐渐发展至走平路时也感气急，说明肺气肿相当严重，同时还可出现咳嗽加重、疲劳、食欲减退及体重减轻等症状。

五 肺气肿的症状在冬季容易加重

肺气肿病人全身及呼吸道局部的抵抗力都下降，严冬季节的空气干燥、气温下降，使得呼吸道局部的抵抗力进一步下降，细菌乘机而入，使呼吸道易于感染，而后果又可使肺部的损害加重。因此，肺气肿病人常在冬天加重。

六　肺气肿病人活动后易气短

正常人大约有6亿个肺泡，肺的总肺泡面积达50～100m²，而维持一个人的一般活动仅需要1/7的肺脏。因此可见肺脏有很大潜力（医学上称为储备能力）。当活动时，身体消耗氧大大增加，产生的二氧化碳也大大增加，这就要求肺部动用其储备能力，调动整个肺脏加强其工作，充分地吸入氧气和排出二氧化碳，以满足身体的需要。肺气肿病人由于大量的肺泡受到损害，功能丧失，储备能力已下降，在静息时，尚能维持身体的需要，而活动时，则已经没有储备能力来增加肺功能，因而出现了缺氧和二氧化碳增加，病人就会感到气短。

七　肺气肿的常见并发症

肺气肿的常见并发症有以下3种：

1. 自发性气胸

当肺气肿时肺泡内集聚多量气体，使肺泡明显膨胀和压力升高，持续肺泡过度膨胀，多个肺泡融合成肺大疱，当肺大疱破裂后，气体进入胸膜腔，形成气胸。病人可有突然加剧的呼吸困难，并伴有明显的胸痛，有的人可出现紫绀，胸部X线检查可帮助明确诊断。

2. 肺部急性感染

慢性支气管炎并发肺气肿时常常容易引起支气管及肺部急性感染，更容易并发支气管肺炎，此时病人可有畏寒、发热、呼吸困难、咳嗽加剧和痰量增多症状。老年患者有时虽有严重感染，但往往不发热，仅有呼吸困难、痰量增多以及排脓性痰。如果发生严重呼吸功能损害时，可以造成呼吸衰竭。

3. 慢性肺原性心脏病

慢性阻塞性肺气肿可以发展为肺动脉高压。持续和日益加重的肺动脉高压，可使右心负荷加重，引起右心室肥厚、扩大，最后形成肺心病。

八　老年性肺气肿和阻塞性肺气肿的区别

老年性肺气肿与阻塞性肺气肿不论在病理上还是在临床上都有显著的区别。前者主要产生原因是由于年龄增加，肺泡壁弹性纤维减少或丧失，使肺组织的伸展性降低，弹性回缩力也大大降低，肺泡不能充分扩展和回缩，最终肺组织含气过多而扩张。在临床上，此种情况多见于老年人，而且又无其他肺部疾患，因为病理上无肺泡壁的损害，所以症状轻微。后者则是由于慢性肺部疾患导致肺泡含气过多，常有肺泡壁的破坏，所以临床症状加重。

九　肺气肿病人常出现紫绀和桶状胸

紫绀是皮肤和黏膜呈弥漫性紫蓝色的改变，在口唇，指（趾）末端表现较明显，紫绀的出现与否，取决于血液内的还原血红蛋白量。如果缺氧，血液中还原血红蛋白增加，其浓度超过5%时，即可出现紫绀。肺气肿病人常常由于肺功能受损，不能有效地吸入氧气，使血液中还原血红蛋白增加，当其超过5%时，就会出现紫绀。

肺气肿病人因肺部过度充气而膨胀，体积增大，久之，整个胸部体积增大，前后径增加，肋间隙也增宽，使得整个胸部的外形很像水桶的形状，医学上常称之为“桶状胸”。

十　肺气肿容易发展成肺大疱

慢性肺气肿极易形成肺大疱，这是因为肺气肿时细支气管炎症导致其充血、水肿及支气管平滑肌痉挛，使得细支气管腔不完全阻塞，气体只能进入肺泡，而不能排出，肺泡内气体不断聚积，压力升高，最终导致肺泡壁破裂，许多个肺泡破裂又融合在一起而成为一个肺大疱。

十一　肺气肿病人肺功能的变化

常规肺功能检查中无一项对于肺气肿是特异的，因此必须结合各项检查结果加以分析判断。

轻度肺气肿常规肺功能检查可无异常发现，中度至重度肺气肿影响肺通气功能、气体交换和弥散功能，肺气肿也可有局部肺功能改变：

1. 肺容量和通气功能改变

肺活量、第一秒肺活量及每分钟最大通气量降低；残气量、功能残气量增加；严重者血气分析检查有氧分压下降，二氧化碳分压上升。

2. 气体交换障碍

肺气肿患者休息时动脉血氧分压常正常，动脉血二氧化碳分压降低，运动后血氧分压降低。这是因为在肺气肿弥散功能障碍情况下，由于运动引起通气量的增加不足以补充机体氧需要量的增加，因而动脉血氧分压减低。

3. 弥散能力减低

由于通气与血流比率障碍和弥散面积减少而引起，表现为一氧化碳弥散和肺泡与动脉血氧分压差的增加。

十二　肺气肿病人心电图的改变

肺气肿病人心电图变化与病情轻重有关。轻度肺气肿病人心电图可在正常范围，重度者可出现低电压，合并右心室肥大者则有 V_1 导联 R 波加 V_5 导联 S 波高度大于 1.2mV，此外，还可有肺型 P 波，各种心律失常等。

十三　肺气肿病人 X 线的改变

早期肺心病仅表现肺纹理稀少及肺野透亮度增加。

肺气肿第二期时，照胸片或 X 线透视即可发现一些改变，主要包括以下几方面：

1. 肺充气过度

肺体积增大，横膈下移、胸腔前后径增大，肋骨之间的距离也增大，肺部易被 X 线通过而显得透亮。

2. 肺血管及心脏外形改变

肺动脉与其小分支不成比例，周围小血管骤然变细，心脏变小，其形状尤如水滴状，医学上称之为滴状心脏。

3. 其他

透视可见膈肌的活动能力减弱，还可有慢性支气管炎等慢性肺部疾病的表现。因此，肺气肿病人应每年做一次 X 线检查，以了解肺部病变情况。

十四　慢性阻塞性肺气肿的治疗

因为有 90%以上肺气肿是由慢性支气管炎及支气管哮喘等慢性肺部疾病发展而来，所以，肺气肿的治疗首先应该是慢性支气管炎及支气管哮喘等原发病的治疗，只有这些原发病得到控制，才能阻止肺气肿的发展。肺气肿本身的症状、并发症的治疗，可根据病情选用抗生素、平喘药物、祛痰剂，此外，还可以做呼吸操以改善呼吸功能，严重的肺气肿可低流量持续吸氧。

十五　肺气肿对人体的危害

肺气肿对人体的危害主要有以下几方面：

1. 由于细支气管的不完全阻塞，气道阻力增加，引起阻塞性通气障碍，导致最大通气量和时间肺活量减低。

2. 由于肺泡膨胀时挤压，使肺泡周围的毛细血管退化，导致肺毛细血管大量减少，使气体的交换面积减少，造成通气/血流比例失调，其后果可引起缺氧和二氧化碳升高，因此发生低氧和高碳酸血症。

3. 由于肺气肿造成肺泡壁破裂使毛细血管网减少，当减少量超过 70%时肺循环阻力增大，促使肺动脉高压出现，进一步发展可加重病人的右心负担引起肺原性心脏病。

十六　对肺气肿加重的防治

防治肺气肿，首先要积极治疗引起肺气肿的原发疾病，如慢性支气管炎以及支气管哮喘等，可采用止咳、平喘、祛痰和解除支气管痉挛的药物进行治疗，使呼吸道通畅，氧的交换得到改善，呼吸困难的症状就会减轻。积极预防感冒，预防慢性支气管炎急性发作和戒烟等措施，可使支气管炎逐渐好转，咳嗽和咳痰的症状减轻并消失，肺气肿就不会加重，坚持做腹式呼吸锻炼，可以改善呼吸功能，减轻呼吸困难的症状。老年人因患肺气肿，胸廓变成桶形并经常固定于吸气状态，肋骨已经没有活动的余地，因此不能用增加胸式呼吸来改善气短的症状。但是，通过腹式呼吸的锻炼，可以增大膈肌的活动范围，这些具体方法都可以防止肺气肿的进一步加重。

十七　肺气肿病人的呼吸操锻炼

肺气肿病人肺体积增大，膈肌下降，活动度降低，通气功能受障碍。呼吸操锻炼的目的在于利用腹肌帮助膈肌运动，以增加肺泡通气量，使病人气短症状得到缓解。最简易的呼吸操为训练腹式呼吸，腹式呼吸运动的方法，俗称“吸鼓呼瘪”，就是吸气时腹壁（肚皮）鼓起来，膈肌下降，增加了吸入的气体量；呼气时腹壁瘪下去，膈肌随之上升，帮助排出废气，也就减少了肺内的残气。初练时可以用手按压上腹部，呼气时稍用力压腹壁，吸气时则对抗手的压力而鼓起腹壁。要深吸、细呼，呼气时间比吸气时间长，但应避免过分用力和闭气。每次练习 5 分钟，以后逐渐增加练到 10～15 分钟，每日 2 次，早晚练习不要中断。开始练习时可以每练 10 次休息一会儿，以后逐渐增加练习的次数。

十八　体外膈肌起搏和肺气肿的治疗

膈肌为呼吸肌的重要组成部分，在呼吸运动中，它的作用占呼吸肌的 70%，如果膈肌能有效地收缩，对于肺气肿的病人是非常有益的。所谓膈肌起搏是在病人体表刺激膈肌，使其有节律地有效收缩，使病人的通气功能得以改善，因此，体外膈肌起搏对治疗肺气肿是有益的。

肺　心　病

一　肺心病的概述

肺心病是慢性肺源性心脏病的简称，在慢性胸肺疾病的基础上引起肺循环阻力增加，肺动脉高压，进而右心室肥厚、扩大，最后造成以右心为主的心力衰竭和呼吸衰竭。

二　引起肺心病的常见疾病

本病由慢性支气管炎并发阻塞性肺气肿引起最为多见，约占80%～90%，其次可为支气管哮喘、支气管扩张、重症肺结核、尘肺及先天性肺囊肿所并发的肺气肿或肺纤维化引发。另外严重的胸廓、脊柱畸形也可引起肺心病。由肺血管疾病引起较少见。

三　肺心病的病人容易血容量增多和血液黏稠度增加的原因

肺心病的病人由于慢性缺氧，促进了体内红细胞生成素的生成，使骨髓制造红细胞功能亢进，引起继发性红细胞增多，血液黏稠度增加。缺氧可使醛固酮增加，水钠潴留，缺氧还可使肾小动脉收缩，肾血流减少也加重水钠潴留，以上因素使得肺心病病人血容量增多和血液黏稠度增加。

四　肺心病的发病机制

引起肺心病的先决条件是肺的功能和结构的改变，发生反复的气道感染和低氧血症，导致一系列的体液因子和肺血管的变化，使肺血管阻力增加，肺动脉高压。

五　肺心病病人的心脏病变

肺心病病人肺循环阻力增加时，右心发挥其代偿功能，以克服肺动脉压升高的阻力而发生右心室肥厚。肺动脉高压早期，右心室尚能代偿，舒张末期压仍正常。随着病情进展，特别是急性加重期，肺动脉压持续升高且严重，超过右心室的负荷，右心失代偿，右心排血量下降，右室收缩末期残留血量增加，舒张末压增高，促使右心室扩大和右心室功能衰竭。此外，心肌缺氧、乳酸积累、高能磷酸键合成降低，使心肌功能受损。反复肺部感染、细菌毒素对心肌的毒性作用、酸碱平衡失调、电解质紊乱所致的心律失常，均可影响心肌，促进心力衰竭。

六　肺心病的临床表现

本病发展缓慢，临床上除有肺、胸疾病的各种症状和体征外，主要是逐步出现肺、心功能不全以及其他器官受累的征象。按其功能代偿与失代偿两期分述如下：

1. 肺、心功能代偿期

此期主要表现为肺的症状。包括：慢性咳嗽、咳痰、气喘、活动后心悸、气促明显，乏力和劳动耐力下降。体检可有明显肺气肿征和其他体征。

2. 肺、心功能失代偿期

有的以呼吸衰竭为主，也有以心力衰竭为主或两者并重。呼吸衰竭一般以急性呼吸道感染为常见诱因，表现为心悸、气短、呼吸困难、紫绀、食欲不振、疲乏无力，进一步加重时出现兴奋、烦躁、失眠、嗜睡和昏迷等。心力衰竭表现为右心衰竭，病人心悸、心率增快、呼吸困难及紫绀进一步加重、上腹胀痛、食欲不振、少尿、双下肢浮肿、腹水等。如再加重可出现全心衰竭的征象。

七　肺心病的常见并发症

1. 肺性脑病

一般发生在肺心病急性发作期。由于慢性肺、胸疾病伴有呼吸衰竭，出现缺氧、二氧化碳潴留而引起精神、神经症状的一个综合征，为肺心病死亡的首要原因。

2. 酸碱失衡及电解质紊乱

肺心病出现呼吸衰竭时，可发生各种类型的酸碱失衡，包括呼吸性酸中毒、呼吸性酸中毒合并代谢性酸中毒、呼吸性酸中毒合并代谢性碱中毒、呼吸性碱中毒、代谢性碱中毒。

3. 心律失常

多表现为房性早搏及阵发性室上性心动过速，也可有心房颤动和心房扑动。

4. 休克

是肺心病较常见的严重并发症及致死原因之一，其发生原因有感染中毒性休克、心源性休克、失血性休克等。

5. 消化道出血

呼吸衰竭时由于严重缺氧和二氧化碳潴留，常有消化道出血，可能是由于胃肠道黏膜充血、水肿、糜烂渗血或应激性溃疡所引起。

6. 弥慢性血管内凝血

多见于重度呼吸衰竭，死亡率很高。

八　肺性脑病的概念及症状

肺性脑病是肺心病病人呼吸衰竭时二氧化碳潴留的典型临床表现，可表现为神志淡漠、肌肉震颤、间歇抽搐、嗜睡、昏睡、昏迷。开始时可表现为兴奋的症状，如失眠、躁动、烦躁、精神错乱、胡言乱语等。

九　肺心病病人的X线的表现特征

肺心病病人的X线有急性肺部感染的特征，如肺纹理增粗、紊乱，有斑片状或大片状密度增高影等。还有肺动脉高压征，如右下肺动脉干扩张，其横径≥15毫米，其横径与气管横径之比值≥1.07，肺动脉段明显突出或其高度≥7毫米，右心室增大，均为诊断肺心病的主要依据。

十　肺心病病人的心电图表现

典型表现为右心室肥大的改变，如心电轴右偏，额面平均电轴≥+90°，重度顺钟向转位，$RV_1+SV_5\geq1.05mV$及肺性P波，也可见右束支传导阻滞及低电压图形，在V_1、V_2甚至V_3可出现酷似陈旧性心肌梗塞图形的 Qs 波。

十一　肺心病病人超声心动图的表现

右心室流出道内径≥30 毫米，右心室内径≥20 毫米，右心室前壁的厚度≥5.0 毫米，左/右心室内径的比值<2，右肺动脉内径或肺动脉干及右心房增大。

十二　肺心病感染的控制

呼吸道或肺部感染是诱发肺心病呼吸衰竭的常见原因，控制感染对改善通气和换气功能、减轻心脏负担有积极的作用。肺心病患者大多长期应用过抗感染药物，所以治疗时使用哪类药物、剂量、用药途径以及疗程必须根据具体情况而定，要做到有的放矢。用药指征要求严格，不要盲目滥用、多用、长期用抗菌素。感染虽可诱发呼吸衰竭，但肺心病呼吸衰竭如已到失代偿边缘，轻度感染即足以导致功能失代偿而出现危重症状。此时治疗重点应通过加强呼吸道护理如有效湿化，促进痰液充分排出，症状即可迅速缓解，这样可减少抗感染药物的剂量和疗程。

十三　肺心病病人应用抗感染药物的指征

典型的呼吸道感染表现为体温升高、咳喘加重、痰量增多，或咳脓痰、肺部罗音增多及全身中毒症状，末梢血液白细胞增多、胸部透视有炎症阴影等。老年病人由于体质衰弱，机体反应能力低下，在感染时，体温及白细胞不一定升高。不少病人白细胞总数正常或偏低，但分类中性增多或左移，亦提示感染的存在。呼吸增快或变浅、紫绀加重、精神萎靡、食欲减退或心力衰竭加重等也可以是呼吸道感染的早期表现，故对以上症状应给予足够重视，尽早应用抗菌素。

十四　肺心病病人选择抗菌素的依据

我国对肺心病及慢性支气管炎患者痰中的细菌分离所做的大

量工作说明，肺心病及支气管炎病人痰内分离出的细菌，多是正常人上呼吸道中常见的细菌，主要是甲型链球菌、脑膜炎球菌、肺炎双球菌及流感嗜血杆菌。慢性支气管炎及肺心病病人痰中分离出肺炎双球菌及流感嗜血杆菌的阳性率较其他疾病为高，病情较重时绿脓杆菌较多见。使用抗菌素后，痰中革兰氏染色阴性杆菌、葡萄球菌及真菌的检出率相对增高。为了掌握各地区细菌对药物敏感度及耐药的情况和正确选择抗菌药物以达到有效控制感染，条件允许时应做痰菌培养及药物敏感测定。但临床效果与实验效果有时并不一致。因体外的抗菌素敏感测定只能说明抗菌素的抑菌能力，不能反映机体的抗菌能力，而且做敏感测定时，一般每种抗菌素只用一种浓度，因此，当应用一般剂量无效时，增大剂量可能有效。故在决定是否需用抗菌药物及选择抗菌素时主要的依据是临床病情，而痰菌培养及药物敏感测定仅做参考。

十五　二重感染

肺心病常伴有呼吸道炎症反复急性发作。多数病人体质弱，抵抗力差，加以大量广谱或多种抗菌素联合应用及肾上腺皮质激素治疗，常出现菌群失调，引起二重感染。其主要病原菌为金黄色葡萄球菌，革兰氏阴性杆菌及霉菌等。其表现为口腔感染，鹅口疮及伪膜性肠炎等消化道症状，肺部感染及尿路感染等。以上病菌对常用抗菌素普遍耐药，难以控制，病死率较高，故应采取防治措施，避免滥用抗菌素，保持口腔卫生，用制霉菌素甘油药液涂擦口腔。当肺心病患者大量应用抗菌素及肾上腺皮质激素而病情反而恶化时，应高度警惕霉菌感染的可能。需做口腔涂片，并取痰、尿、粪、血等标本做真菌培养、涂片。确诊后及早采用抗霉菌治疗。

十六　肺心病病人应用抗菌素应注意的问题

长期应用抗菌素易出现毒副作用，并产生细菌的耐药。多种抗菌素，特别是青霉素易产生过敏反应。新型青霉素及半合成青霉素与青霉素有交叉过敏反应，应详问既往过敏病史。某些抗菌药物特别是氯霉素，易造成白细胞下降，偶见再生障碍性贫血，应注意查血象，不宜长期应用。大剂量青霉素静脉滴注可引起血液凝血机制及神经系统改变。大剂量青霉素钾盐可加重原有高血钾。卡那霉素、链霉素、庆大霉素易产生口麻、耳鸣、听力下降的损害，应注意观察，及时停药。心力衰竭严重者应限制抗菌素使用时液体入量，并注意输液速度，防止心力衰竭加重。在肾功能损害时，许多抗菌素在血液中的半衰期有不同程度的延长，故在肾功能损害时，应酌情减少剂量并延长给药的间隔时间，尽量避免应用有肾毒作用的抗菌素。为了保持抗菌素在血内应有的浓度，静脉滴注时避免在短时间内将一天的抗菌素剂量全部一次输完，特别是两种以上抗菌素联合应用时，应有计划的分组间隔给药，以保证药物的抑菌作用，达到控制感染的目的。对抗菌素的应用应取慎重态度，不宜频繁换药，随便加药，一般观察 3 天以上无效时可更换或加用其他抗菌药物。停用抗菌药物不宜过早，需在急性发作期缓解后，再巩固 3～5 天或更长时间再停，以免复发。

十七　肺心病病人应持续低流量吸氧

肺心病慢性呼吸衰竭失代偿患者缺氧伴二氧化碳潴留是通气不足的后果，此时病人呼吸主要靠低氧刺激颈部化学感受器来维持。如果高浓度吸氧，可削弱颈动脉体对呼吸中枢的反射刺激，从而减少通气量，加重二氧化碳潴留。故一般采用低流量、低浓度较为安全。由于暂停吸氧期内低氧血症和缺氧性肺动脉痉挛加重，故间歇氧疗极有可能使肺心病不断恶化，所以对于慢性肺心病病人持续低浓度吸氧很有益处。

十八　肺心病病人的吸氧方法及注意事项

肺心病病人吸氧方法有 3 种，分别为鼻导管给氧，可调氧浓度面罩、氧帐。

肺心病病人吸氧时应注意：

1. 及时观察与调整氧流量，使吸入氧气保持稳定。

2. 经常检查鼻导管是否通畅，尤其病人痰量多时，要定期洗涤更换。

3. 使用鼻导管吸氧时，最好闭口，张口既影响吸氧浓度又容易口干舌燥。

4. 注意湿化氧气。

5. 观察吸氧后疗效，定时监测血气以调整吸氧浓度。

十九　肺心病病人对利尿剂的使用

肺心病病人在积极控制感染，改善呼吸功能后，一般病人心功能常能改善，尿量增多，浮肿消退，肝肿大可缩小或恢复正常，不需使用利尿剂和强心剂。但较重病人或经治疗无效者可适当选用利尿剂，用以消肿，减少血容量以减轻心脏前负荷。但利尿过猛过多，易导致低钾、低氯性碱中毒，增加神经、精神症状，增加氧耗，使病情加剧；还可使痰液黏稠不易排出，加重呼吸衰竭，还可使血液浓缩，增加循环阻力，且易发生播散性血管内凝血。因此近年来对肺心病心衰时应用利尿剂，持谨慎态度，宜选用缓和的制剂，小剂量，短疗程，用药期间密切观察血气与电解质变化。使用排钾利尿剂应适当补充钾。对中度水肿可用双氢克尿噻 25 毫克，每日 1～3 次，需要时加用保钾利尿剂，如氨苯喋啶 50～100 毫克，每日 1～3 次；安体舒通 20 毫克，每日 3 次口服。对重度水肿可临时用速尿 20 毫克肌注或利尿酸钠 25 毫克稀释后静脉缓注，亦可用同量口服，但对无低钾血症者，应慎用保钾利尿剂，因有些病例可出现“治疗性”高钾血症而危及心功能。

二十　肺心病病人对强心剂的使用

肺心病病人由于慢性缺氧及感染，对强心剂如洋地黄类药物耐受性很低，疗效较差，且易发生心律失常，故用强心剂的剂量宜小，一般约为常规剂量的 1/2～1/3 量。同时选用作用快，排泄快的强心剂，常以毒毛旋花子甙K0.125～0.25毫克或西地兰0.2～0.4毫克加于25%葡萄糖液20毫升内静脉缓慢推注。用药期间应注意纠正缺氧，防止低钾血症，以免发生药物毒性反应。

二十一 肺心病病人应禁用吗啡

吗啡主要作用于中枢神经系统及胃肠道平滑肌，其对呼吸中枢具有很强的抑制作用。吗啡抑制呼吸的作用点在脑干的呼吸中枢，它能降低呼吸中枢对二氧化碳张力的反应性，抑制延脑呼吸中枢对电刺激的反应性，它还能抑制桥脑及延脑的呼吸调节中枢。治疗量对呼吸有抑制作用，表现为呼吸频率减慢及潮气量减少，并由此导致通气量减少，随着剂量加大，其抑制作用亦加大。吗啡致死的主要原因是呼吸停止。患肺心病时本来呼吸兴奋性就低下，用吗啡后进一步加重呼吸抑制，甚至有造成呼吸停止的危险，故肺心病病人禁用吗啡。

二十二 肺心病病人不能用镇静安眠药

肺心病病人由于肺、心功能不全，特别是在合并急性感染时，体内产生的二氧化碳排不出去，造成高碳酸血症。在这种情况下，呼吸中枢的兴奋性多已降低，此时若不加以限制地用镇静剂（包括各种安眠药），很容易引起呼吸中枢抑制，使二氧化碳潴留加重而诱发肺性脑病，对烦躁不安患者，可适当应用镇静药物如水化氯醛，奋乃静等。禁止应用吗啡、杜冷丁类影响呼吸的麻醉药物，但病人在有效地机械通气情况下，可以使用镇静剂。

二十三 肺心病病人肺性脑病的常见诱因

肺心病病人发生肺性脑病的约65%有明确诱因。因此，了解其诱因，早期发现，及时去除，对预防肺性脑病的发生有一定价值。肺性脑病的主要诱因有：

1. 上呼吸道痰液阻塞

因患者慢性衰竭，入量不足，或利尿后血容量下降，失水未及时纠正等，使痰液浓缩黏稠，不易咯出，阻塞上呼吸道，加重了通气功能障碍，促使肺性脑病发生。

2. 呼吸道感染和严重支气管痉挛

呼吸道感染加重后，由于支气管炎进一步加重，细支气管被分泌物阻塞，以及因缺氧和酸血症导致严重支气管痉挛，使呼吸功能障碍进一步加重，弥散功能降低，从而发生肺性脑病。

3. 吸氧不当

因不恰当的吸氧后，如高浓度，高流量吸氧，一方面因 PaO_2 增高，解除了缺氧对呼吸的兴奋作用，另一方面吸氧后，虽缺氧得到纠正，但 $PaCO_2$ 更易上升，使呼吸中枢进一步抑制。

4. 镇静剂使用不当

肺心病心肺功能不全的患者，由于长期高碳酸血症的存在，呼吸中枢兴奋性多已降低，如镇静剂使用不当，容易引起呼吸抑制，二氧化碳潴留加重，从而诱发肺性脑病。

5. 其他

如应用醋唑磺胺或其他利尿剂可导致严重酸碱平衡失调及电解质紊乱，休克，心力衰竭和自发性气胸等均可诱发肺性脑病。

二十四　肺性脑病的治疗原则

肺性脑病的治疗与重度呼吸衰竭的治疗基本相同，但针对其神经精神系统障碍的特点处理上有所差别，其治疗原则包括积极改善通气功能，必要时人工通气，纠正缺氧和二氧化碳潴留，保持呼吸道通畅，有效地控制感染，处理酸碱平衡失调和电解质紊乱，改善微循环以及降低颅内高压和促进脑细胞代谢等。一般肺性脑病的患者经过积极合理的治疗后，多数病例可获好转。因此，必须早期发现，及时地、有效地机械通气（气管插管或气管切开）。

二十五　肺心病病人上消化道出血的病因

消化道出血是肺心病心肺功能衰竭的晚期并发症之一，往往为预后不良的征兆。主要病因有：

1. 溃疡病

肺心病患者并发溃疡病约占17%～40%，较非肺心病患者高3～6倍，可能与长期缺氧引起胃壁血管收缩，降低胃肠黏膜抵抗力及CO_2潴留，促使胃壁细胞碳酸酐酶作用亢进，使胃酸分泌增多有关。喘息型支气管炎并发肺心病患者长期反复应用茶碱类、肾上腺皮质激素等药物致使胃黏膜受刺激及胃酸分泌增多，亦是诱发溃疡病原因之一。

2. 食管病变

肺心病心功能衰竭时由于食管充血、缺氧等可诱发食管炎及食管静脉曲张。

3. 急性胃黏膜病变

严重缺氧，二氧化碳潴留可导致胃肠道黏膜糜烂、渗血、坏死、急性溃疡等病变。

4. 弥漫性血管内凝血

由于严重感染、缺氧、酸中毒或休克等因素使凝血过程激活，发生弥漫性血管内凝血，导致消化道出血。

二十六　肺心病病人消化道出血的临床表现

患者多无明显溃疡病症状，但常有厌食、恶心、腹胀等消化道症状。如病情严重程度与日俱增，则腹胀程度更为显著，难以用药物、胃肠减压、肛管排气等方法缓解。在病情加重或临终前常呕咖啡色胃内容物或黑便。某些患者可表现出血后贫血，血容量不足等。

二十七　肺心病的呼吸衰竭

呼吸衰竭是由于各种原因引起的肺通气或换气功能严重障碍，以致不能进行有效的气体交换，导致缺氧伴（或不伴）二氧化碳潴留，从而引起一系列生理功能和代谢紊乱的临床综合征。如在海平面大气压下，于静态条件下呼吸室内空气，并排除心内解剖分流和原发于心排出量降低情况后，动脉血氧分压（PaO_2）低于 7.89 千帕（60 毫米汞柱），或伴有二氧化碳分压（$PaCO_2$）高于 6.65 千帕（50 毫米汞柱），即为呼吸衰竭。

二十八　肺心病病人呼吸衰竭时保持呼吸道通畅的方法

保持呼吸道通畅，是肺心病治疗成败的关键之一。其重点是排痰，排痰的基础决定于足够的通气量和痰的稀释。肺心病病人居住的环境应有适宜的温度、湿度及新鲜空气，病室长期开窗换气，一般室温以 20～25℃为宜，湿度为正常人不感到鼻咽部发干为宜。应鼓励患者自己咳痰，可先饮 1～2 口温开水或含漱咽部，湿润后再咳，有利于排痰。对咳嗽反应差、无力咳嗽、不易排痰者，可采用帮助患者更换体位拍背、雾化吸入等，帮助患者把痰排出。

二十九　肺心病病人对机械通气的应用

对轻中度神志尚清、能配合的呼吸衰竭患者，可作鼻或口鼻面罩通气。病情严重，神志虽清但不合作，昏迷或有呼吸道大量分泌物的患者，应及时建立人工气道，如经鼻或经口气管插管进行机械通气。在肺功能极差，反复发生呼衰，分泌物多，机体极度衰弱，营养不良，需长期机械通气支持的患者，可作气管切开术，长期留置气管套管机械通气治疗。

三十　肺心病的预防

1. 加强体格锻炼提高抗病能力。如做工间操、自由操、呼吸体操、太极拳、穴位按摩、耐寒锻等。

2. 积极防治感冒。

3. 消除对呼吸道的刺激因素。包括戒烟、改善环境卫生、预防大气污染、尘埃等不良刺激，气候改变时注意防寒。

三十一　肺心病呼吸锻炼的要求

1. 呼吸锻炼必须由患者和医护人员互相配合共同完成，运动量可根据患者个体情况和医生掌握的病情而定。一般急性加重期刚刚控制时，患者体质衰弱，宜于床上卧床进行腹式呼吸和缩口呼气锻炼。待一般情况好转，体力有所恢复时，可逐渐下床坐位进行。至于病情稳定体力恢复良好，肺心功能已基本能够代偿的出院患者，可适当安排进行呼吸操锻炼。

2. 呼吸锻炼要长期进行，持之以恒，使之成为医疗中必不可少的内容，它与一般的体力劳动不完全相同，不能因体力劳动已恢复而终止呼吸锻炼。

3. 呼吸锻炼虽是改善肺功能的有效方法之一，但绝不能代替其他疗法，在呼吸锻炼的前后，如能配合其他治疗，如氧疗法，吸入支气管扩张剂，口服祛痰剂和进行从容的咳嗽、排痰等，对呼吸功能的恢复收益更大。

支气管哮喘

支气管哮喘简称哮喘，是一种常见的慢性气道变态反应性炎症疾病。患者支气管平滑肌发作性痉挛，支气管内膜肿胀，黏液分泌物增多。临床上表现为反复发作性呼吸困难，胸闷或咳嗽。该病多在秋冬季节发作，有的在春季开花时发作。防治不当，随着病程的迁延，可发展为阻塞性肺气肿、慢性肺原性心脏病，后果严重。由此可见，对于哮喘这样的慢性疾病，早期防治有着极其重要的意义。当然，哮喘也不是一个可怕的疾病，了解一点有关的知识，做到预防为主，早发现、早诊断、早治疗。尤其应该注重缓解期的治疗，避免急性发作，那么哮喘病人的生活质量也可与健康人一样。

一　喘憋和哮喘的区别

喘憋不一定都是哮喘，很多疾病都可以引起喘憋。较为常见的疾病有：慢性喘息型支气管炎、阻塞性肺气肿、肺心病、肺结核、肺间质纤维化、肺栓塞等肺部病变。另外，心脏疾病也可引起喘憋。各种疾病引起的喘憋治疗不一样。因此是不是哮喘，首先应找医生作出明确的诊断，以免耽误病情，延缓治疗。

二　诱发哮喘的原因

哮喘的确切原因尚不清楚。研究发现，部分病人有家族史，即父母双方或一方患有哮喘时，其子女患哮喘的可能性较一般人为大，过敏体质者其哮喘的发生率亦较正常人为高，故认为哮喘可能是在遗传的基础上由多种因素诱发的。引起哮喘发作的原因很多，最常见的是各种过敏源，如家庭尘螨、羽毛、动物皮屑、蜘蛛、蟑螂、霉菌孢子、花粉、牛奶、鱼虾、蛋等食物；其他如细菌或病毒感染、在寒冷的气候中跑步运动、甚至散步、情绪兴奋或发脾气、环境中的烟雾、废气、油漆气味、工业气体的刺激、胃食道内容物反流，某些药物如阿斯匹林、心得安、氨酰心安、巯甲丙脯酸、依那普利等亦可引起哮喘。

老年人以呼吸道感染诱发哮喘发作居多，发病季节以秋冬气候转冷或气温变化幅度较大时发病为多，部分病人呛咳后诱发哮喘发作。

三 支气管哮喘的类型

临床上根据有无过敏源和发病年龄不同，将支气管哮喘分为外源性哮喘和内源性哮喘。

外源性哮喘常在童年、青少年时发病，多有家族过敏史，发病有明显季节性。而内源性哮喘则多无已知的过敏源，在成年时发病，无明显季节性，少有过敏史，可能由体内感染病灶引起。

有的哮喘患者诱发原因明确，而且每次发作都由固定诱因引起，如运动、所从事的职业、服用阿斯匹林等。我们分别将它们称之为运动性哮喘、职业性哮喘、阿斯匹林性哮喘。

运动性哮喘是指在一定运动量以后引起支气管痉挛，气道阻力增加，而导致哮喘发作。多见于儿童，且男性多于女性。

职业性哮喘是指在生产过程中，长期吸入与职业有关的刺激性气体和粉尘引发或激发的哮喘。如不及早脱离此种工作环境，可使哮喘发作日益加重，难以治疗。随着我国工农业建设的发展、新原材料的产生或引进，职业性哮喘也在增多，应引起注意。

咳嗽变异性哮喘是一种以咳嗽为主的特殊类型的哮喘，患者仅表现为咳嗽而并无喘息。那么为什么又要叫哮喘呢？是因为这类患者有季节性过敏，运动时咳嗽加重，气道反应性常明显增高，抗生素和止咳药物治疗无效，用支气管扩张药或吸入激素治疗有效。此类患者可逐渐发展成典型的哮喘。

四 支气管哮喘的临床表现

中老年人哮喘发病年龄多在40岁以后，冬季发作多见。而老年人终年哮喘发作的比中青年人多。多无家族过敏史，临床表现因病情程度不一而不同。

部分病人哮喘发作前可出现鼻痒、打喷嚏、流鼻涕、喉痒、胸闷、眼痒、流泪等感冒样症状，我们称之为哮喘发作前的先兆症状。这一症状可持续数秒钟、数分钟或数日，然后发作哮喘。

因此如能在此时及早控制病情就可避免哮喘发作，减少病人的痛苦。

轻度哮喘表现为精神状态安静或焦虑，胸闷、喘息、气急、轻微咳嗽、痰少，能胜任一般工作，能进行交谈。中度哮喘表现为阵发性烦躁、稍活动就出现气急喘促、端坐呼吸、呼吸加快、说话断断续续、咳嗽加重、痰由白色转为黄色且黏稠、不能从事日常工作，查体时肺部哮鸣音增多。严重哮喘发作时，病人可出现骚动、嗜睡、休息状态下都感到呼吸困难，只能说单个字、不成句说话、甚至不能讲话、大汗淋漓、心跳加快或减慢、呼吸频率大于 30 次/分、喘息声音很大或听不到，伴紫绀、四肢厥冷、面色苍白、脱水、发热甚至昏迷，呼吸衰竭、心力衰竭而死亡。

老年人因并发肺气肿、肺心病的较多，大多数还合并高血压、冠心病、糖尿病，哮喘发作时造成的低氧血症，会使原来已受损的心脏和肺功能进一步受到损害，故哮喘发作时，重症病人较多，如不积极治疗，预后不良。

五　哮喘易在夜间发作的原因和防止方法

过去 10 年统计，因哮喘而死亡的病人中接近 70%发生在睡眠时，因此夜间哮喘不仅是哮喘病人的一种常见现象，而且具有潜在的危险性，值得引起足够重视。目前，世界卫生组织已将夜间哮喘发作的频率作为判断慢性哮喘病情严重程度的指标之一。

引起夜间哮喘发作的原因十分复杂。主要有以下几个方面：

1. 迷走神经兴奋性增高、支气管黏液腺分泌增多、支气管平滑肌收缩痉挛使哮喘发作。

2. 睡眠中因心率减慢使肺部充血增加，呼吸中枢兴奋性降低，动脉血氧分压降低。

3. 卧具中存在过敏源。

4. 气道炎症未控制。

5. 胃、食道返流。

要控制夜间发作，首先应排除卧具中的过敏源，其次是控制气道炎症（主要是吸入激素的治疗），如是迷走神经兴奋性增高者可加用爱喘乐吸入治疗；如为胃食道返流引起者可用制酸药和钙拮抗剂，如心痛定，少用氨茶碱类药物，因其可加重胃、食道返流。

六　支气管哮喘的诊断

1. 反复发作喘息、呼吸困难、胸闷或咳嗽，多与接触变应原、病毒感染、运动或某些刺激物有关。

2. 发作时双肺可听到哮鸣音。

3. 上述症状可经治疗后缓解或自行缓解。

4. 排除可引起喘息或呼吸困难的其他疾病。

对于症状不典型者可通过激发试验或舒缓试验进行诊断。这两项检查需在医院进行，医生根据检查结果判断你是否哮喘。

七　支气管哮喘的并发症

1. 急性并发症

（1）呼吸道感染

这在中老年哮喘患者中最常见，表现为发热、咳嗽、大量黄痰，同时哮喘症状加重，如不积极控制，对于老年人来说可引发多脏器功能的衰竭，应引起高度重视。此时除用哮喘药物外，还需有强有力的抗生素治疗。

（2）自发性气胸

严重的哮喘，尤其伴有阻塞性肺气肿、肺大疱的病人，由于呼气性呼吸困难，肺泡压力增高，导致肺大疱破裂，空气进入胸膜腔引起自发性气胸。病人表现为突然胸痛，呼吸困难加重、出汗、呻吟、不能平卧。此并发症在中老年患者较为多见。因此当病人突然出现上述症状时，不要在家久留，应立即就近就诊，经医生体检、摄胸片诊断。此并发症不是加用一点药物就能治好的，必须到医院抽气或做胸腔闭式引流术才能缓解病情。

（3）纵隔气肿

多见于重度哮喘并发阻塞性肺气肿的病人，产生机制与自发性气胸相似，肺大疱破裂后空气进入纵隔而形成。病人突然感到胸骨后疼痛和发胀。

2. 慢性并发症

(1) 慢性支气管炎

哮喘反复发作并发呼吸道感染或经常接触刺激性气体、粉尘等，可并发慢性支气管炎。慢性支气管炎反复发作又可诱发哮喘发作，或使哮喘病情加重。对于中老年患者来说，戒烟和积极控制呼吸道感染是预防慢性支气管炎发生的重要措施。

(2) 肺气肿、肺心病

支气管哮喘反复发作长期控制不佳可导致肺气肿、肺心病。中老年哮喘患者并发该病的比例较年轻人大，临床经过较隐匿，症状与哮喘相似，患者仅认为是自己的喘息症状无好转，往往不会意识到该并发症的发生。因此，对于喘息症状长期持续无缓解的患者，应及时就医，尽早复查胸片、心电图、超声心动图等以便早期诊断、早期治疗。

八　哮喘发作时的治疗

哮喘发作时首先应保持镇静，避免情绪紧张以免加重病情。其次迅速脱离过敏源环境，这使一些患者可收到立竿见影的效果。如果是感冒引起的，应积极治疗感冒；冷空气刺激诱发的，就应注意保暖。再其次是吸氧，家里有吸氧条件者，应立即给予低流量吸氧。迅速用药更为重要，要根据病情的程度选择用药。

1. 轻度发作者

有的病人可以逐渐自行缓解，有的病人需用治疗药，可首选喘乐宁或喘康速等气雾剂吸入，每天 3～4 次，每次 1～2 喷。必要时可加服博利康尼、全特宁或美喘清、优喘平、氨茶碱。

2. 中度发作者

如每 60 分钟吸入一次喘乐宁或喘康速，症状都不能缓解者，应到医院治疗。此时除应用上述药物外，还需要静点氨茶碱或喘定，如仍无改善者则需要口服或静脉用糖皮质激素治疗。还应补充水份，保证痰液能排除。根据具体情况加用抗菌素。

3. 重度发作者

重度发作指休息时感到呼吸急促，不能平卧，只能进行单个字对话，不能成句说话，甚至出现嗜睡或意识模糊，此时应迅速送往附近医院，以免延误抢救病人生命的时机，而且需要收住医院治疗，给予补液，静脉用支气管扩张药及全身性皮质激素，吸氧，祛痰，纠正电解质紊乱及酸碱失衡，应用抗生素，严重时还需要气管插管和机械通气。

九 常用的平喘药

根据药物的作用机制不同，临床上将平喘药物分为几大类，目前临床上较常用的药物如下：

1. β受体激动剂类

(1) 口服制剂

适应症：用于支气管哮喘，慢性喘息型支气管炎，阻塞性肺气肿及其他肺部疾患引起的支气管痉挛。

① 舒喘灵

用量：每次 2.4～4.8 毫克，每天 3～4 次。

② 美喘清

用量：每次 2 片（50 微克），每天 1～2 次，用一次时可在临睡前服，用 2 次者早晨及睡前服用。

③ 博利康尼

用量：开始治疗的 1～2 周，每次半片（1.25 毫克），每天 2～3 次，以后可增加至 2.5 毫克，每天 3 次，饭后服用。

④ 全特宁（长效β受体激动剂）

用量：每次 4～8 毫克，每天 2 次。

(2) 吸入制剂

① 喘乐宁气雾剂

用法用量：吸入治疗，每天 3～4 次，每次 1～2 喷（100 微克～200 微克）。

② 喘康速气雾剂

用法用量：喷雾吸入。每天 3～4 次，每次 1～2 喷（250 微克～500微克）。严重者可增至6喷（1 500微克）。最大量每天不超过24喷（6 000微克）。

③ 博利康尼都保

用法用量：为粉状吸入制剂。每天3～4次，每次1～3喷（500毫克～1500毫克）。最大剂量24小时不要超过12喷（6 000毫克）。

2. 黄嘌呤类

适应症：支气管哮喘、慢性喘息型支气管炎、肺气肿、肺心病、心源性哮喘及伴有高血压的哮喘患者。

（1）氨茶碱

用量：口服每天3～4次，每次0.1克～0.2克，（每片0.1克），极量大约为1.5克。

（2）喘定

用量：每天2～3次，每次0.2克～0.6克。

（3）茶碱控释片（又称为舒氟美）

为长效制剂，不能咀嚼，也不能掰开。

用量：每天1～2次，每次0.2克。

（4）优喘平（又称葆乐辉）

用法：每天1次，每次400毫克，睡前2小时服用，不宜嚼碎。

3. 胆碱能受体拮抗剂

爱喘乐气雾剂

适应症：支气管哮喘，慢性支气管炎，尤其适应于不能耐受β受体激动剂的病人。

用量：吸入治疗。每天3～4次，每次40～80微克。

禁用于青光眼及幽门梗阻患者。

4. 激素类药物

（1）吸入制剂

适应症：哮喘病情加重，支气管扩张剂不能缓解病情的病人；长期哮喘控制不住的患者。

① 必可酮：每天3～4次，每次1～2喷。

② 必酮碟：为一种粉状吸入制剂，每天 2～4 次，每次 2～4 喷（200～400 微克）。

③ 普米克都保：每天 2～4 次，每次 100～400 微克。规格：每喷 100 微克、200 微克、400 微克。

（2）口服制剂

强的松：一般从大量开始用药逐渐减量至停药，开始剂量 20～30 毫克/日，最好在医生指导下用药。

（3）常用的针剂激素

有氢化可的松、地塞米松、甲基强的松龙。这些药物大多数情况下属抢救用药，故不作详细介绍。

十　支气管哮喘治疗中需要注意的几个问题

1. 避免重复服用同类药物

患者应注意同类药物不可重复服用。例如舒喘灵、博利康尼或美喘清不可同时服用，氨茶碱、喘定不可同时服用。因为这样做会加大药物的副作用，甚至引起药物中毒，并不能提高药物的平喘作用。

2. 避免自行无限制地加大药物剂量

中老年人各主要脏器都慢慢处于一种衰退的状态，肝肾都不能过量地代谢药物，药物易在体内蓄积造成中毒，尤其在服用氨茶碱类药物时更应小心。剂量一般应比年轻人偏小，并严格按医嘱用药，以免造成危险。

3. 几类药物的副作用及怎样避免副作用的发生

（1）β 受体激动剂类

少部分患者服用此类药物后可有头晕、头痛、心悸、手指颤抖等副作用出现，停药或坚持一段时间用药后上述症状可以消失。高血压、心脏病、甲亢、糖尿病者慎用。

（2）黄嘌呤类

一般无明显副作用。少数病人可出现恶心、食欲不振、心悸等症状，停药后症状可消失。氨茶碱每日用量不宜超过 1.5g。

心、肝、肾功能不全或合用红霉素、喹诺酮类抗菌素时可延长茶碱的半衰期，故提倡监测血浆茶碱浓度，及时调整用量，以免引起药物中毒。

(3) 激素类药物

长期大剂量口服或静脉用药会出现向心性肥胖、满月脸、水牛背、皮肤紫纹、多毛等皮质醇增多的表现，有的还会引起血压增高，糖尿病，停药一段时间后这些症状就会消失，不会造成药物成瘾。有的患者哮喘发作控制不佳，是需要长期用药的，大多数病人在急性发作控制后则可改为吸入激素治疗。吸入激素的量相当小，长期应用不会出现上述情况，仅少数病人有声音嘶哑、口腔霉菌感染，如能认真漱口，这些副作用也能避免。对于活动性肺结核、糖尿病及高血压患者应慎用。

4. β受体激动剂能长期使用吗

β受体激动剂对舒张支气管有很好的作用，但无抗炎作用，对气道高反应性无直接作用，长期应用β受体激动剂，可抑制β受体的反应性，使药效降低。目前多主张间断使用，尽量避免长期规律应用，以免产生不良后果。

十一　正确使用激素防治哮喘

哮喘是一种慢性气道炎症疾患，治疗重点以预防治疗炎症为主。目前抗炎治疗最有效的方法仍首推糖皮质激素，包括发作期的全身用药与缓解期的局部吸入治疗，急性发作期可口服或静脉用糖皮质激素，剂量由大到小量。这里主要谈谈缓解期的局部吸入治疗，这在预防哮喘发作中起着重要的作用。许多病人因自己的症状有了缓解，担心激素产生副作用，往往自动停用吸入激素治疗，导致哮喘频繁发作。这样的病人在临床观察中并不少见。从目前的治疗效果观察中发现，长期坚持吸入激素类药物是针对反复发作哮喘“治本”的方法之一。那么，应该吸入多大剂量才能防止哮喘发作？这个问题因人而异，以必可酮为例，有的病人每天吸入 200 微克就能控制发作，有的则需要每天 800 微克（即 16 喷）才能奏效，因此每个病人应摸索出适于自己的剂量。

十二　正确使用平喘气雾剂

用药前首先应将药物摇匀，将盖拿开，起立、呼气，把吸入器放进嘴里裹紧，用口慢慢吸气，同时用手指按下吸入器的顶部并继续慢慢吸气，屏气 10 秒钟，呼气。若要作另一次吸入，需要等候 3～5 分钟再进行第二次吸入，用后将盖套回喷口上。吸入激素后应不要忘记漱口，以避免声音嘶哑或口腔霉菌感染。

十三　哮喘疗效的自我监测

高血压病人能用血压表来监测疗效，糖尿病病人可通过尿糖试纸测试尿糖进行自我监测，了解病情的程度及疗效，那么哮喘病人有什么办法客观地监测疗效呢？峰流速仪可以用来帮助医生诊断一个人是否患哮喘，可以帮助了解哮喘发作的严重程度，了解哮喘的控制情况。它是在用力呼气时，检测气流通过气道的最快速率，我们称之为呼气峰流速（PEF）。如果每天在家里使用峰流速仪，人们甚至可以在出现喘息或咳嗽症状前发现呼吸方面的问题，继而了解什么时候需要使用更多哮喘用药。

1. 使用方法

站立位，一手拿峰流速仪，把小游标拨到零，张开嘴，深吸一口气，将峰流速仪放入嘴中，用口唇快速紧紧包住口器不要用舌头挡住口器，尽你可能最快最有力地呼出一口气，游标会吹上去，并停留在那里，不要碰游标，读游标停止处的数字。将游标拨回零重复 2 次，选择最高值并记录。

2. 结果判断

如果在 2～3 周内一个病人不能达到 PEF 最佳值或预计值的 80％，PEF24 小时变异率＞20％，说明病情不太好，可吸入 β 受体激动剂；如果症状缓解，但不到 3 小时又反复，应立即向医生咨询，加口服皮质激素，继续吸入 β 受体激动剂。如果 PEF 低于 60％预计值、或变异率＞30％，说明病情严重，除立即重复吸入 β 受体激动剂外，应立即送到医院住院治疗。

十四　哮喘的预防

1. 脱离过敏源环境

有条件的病人应到医院变态反应科查找过敏源，然后尽可能避免接触已知的过敏源。很多哮喘病人对带毛的动物过敏，因此可把动物关在门外，或不要养宠物。不要在室内吸烟，最好戒烟。能引起哮喘发作的东西都不要留在家里，在家里不能有强烈的气味，不能有香水味的肥皂、洗发液或润肤液，不要点香。拿走地毯，因为它可以积灰尘和霉菌，拿走软椅坐垫和多余的小靠垫，因为他们可以积尘土。不用稻草做的枕头和床垫，保持床铺干净。开窗户以保持空气新鲜和干净，当外面的空气充满汽车尾气、工厂的污染、扬尘以及花和树木的花粉时把窗户关上。

2. 脱敏疗法

利用患者的过敏源制成不同浓度的溶液，每周 1～2 次皮下注射，15 周为一疗程，连续数年。在好发季节前 3 个月开始用，部分病人可收到较好疗效。

3. 重视缓解期的糖皮质激素吸入治疗

多数缓解期患者没有明显的临床症状，易受到医生与患者本人的忽视，但实验室检查会发现，相当一部分病人肺功能不正常。几乎所有患者依然存在气道高反应性，气道反应性越高、哮喘发作频率越大，程度也越重。因此大多数患者在缓解期仍需要适当的治疗，这对降低气道反应性，改善肺功能十分重要。目前已证明，降低气道反应性的有效药物仍然是吸入糖皮质激素，长期吸入可减少哮喘发作，只要坚持长期持续吸入激素疗效都是肯定的。以必可酮为例，每日用量可在 400 微克～800 微克。

4. 积极防治呼吸道感染

在中老年人中，大多数引起哮喘发作或加重的原因是呼吸道感染，因此应引起重视。病人在缓解期宜参加力所能及的体育活动，如太极拳、气功等以提高自身的抗病能力。另外，注射或口服哮喘疫苗、胸腺酞、核酪、多抗甲素等，也可提高病人的免疫力，预防感染。

5. 避免服用某些药物

中老年人常合并心血管疾病，在治疗心血管疾病时，对于可能引起哮喘的一些药物，如心得安、氨酰心安、巯甲丙脯酸、依那普利等应避免使用。一些解热镇静剂如阿斯匹林、消炎痛也可引起哮喘，应注意避免使用这些药物。

6. 肥大细胞膜稳定剂的应用

临床实践发现，于好发季节前1～2周开始喷雾吸入色甘酸二钠或口服酮替芬，可预防各型哮喘，尤其是外源性哮喘的发作。

7. 注意气候变化并戒烟

秋季变凉，早晚温差大，冬季寒冷空气刺激都可诱使哮喘发作。患者应注意自我保护，注意保暖，除添加衣服外必要时还需戴口罩。吸烟可诱发哮喘，烟草中所含的焦油、尼古丁和氰氢酸等化学成分特别是尼古丁，可刺激迷走神经引起支气管痉挛。焦油可引起支气管黏膜上皮细胞增生和变异，氰氢酸损害支气管黏膜上皮细胞及其纤毛，使支气管黏液分泌物增多，气道阻力增加，从而使肺的净化功能和纤毛活动减弱，反射性地引起支气管痉挛。因此，吸烟极不利于哮喘的预防和治疗。实践证明戒烟越早越好。

支气管扩张病

支气管扩张症是一种常见的呼吸道慢性化脓性疾病，由于支气管壁组织结构的损伤和变化，形成不可逆的、持久性扩张和变形。

一　支气管扩张症的发病原因

支气管扩张症分为先天性和继发性两种。先天性因素如支气管发育障碍引起支气管壁局部薄弱而形成的支气管扩张很少见，部分病例伴肺发育不全、胰腺囊性纤维化或 Kartagener 综合征（支气管扩张、副鼻窦炎和内脏转位三者并存）。大多数支气管扩张为继发性，形成原因主要由于肺支气管感染和支气管阻塞。

感染可以引起阻塞，阻塞又可导致感染，二者互为因果。严重支气管感染损伤各层组织，尤其平滑肌和弹力纤维的破坏，削弱了管壁的支撑作用，咳嗽时在管内压力增高和胸腔负压的牵引下逐渐形成支气管扩张。阻塞性肺不张时，因肺脏体积收缩而胸腔负压增大，以及广泛胸膜增厚导致排痰困难、引流不畅，均易发生支气管扩张。

二　支气管扩张症的好发部位

支气管扩张约半数发生在一个肺段，也可发生在双侧多个肺段，受累支气管大多与引流不畅有关。继发于支气管–肺组织炎性病变的支气管扩张多见于下叶，而左下叶支气管较细长，又受到心脏血管的压迫，影响引流，容易发生感染，更容易发病。左下叶支气管开口与舌叶支气管开口邻近，前者炎性分泌物常累及后者，所以舌叶亦是支气管扩张的好发部位。两叶同时扩张并不少见。右肺中叶支气管细长，周围有多簇的淋巴结，常因非特异性或结核性淋巴结炎而压迫管腔，引起肺不张，所以为支气管扩张好发部位，又称中叶综合征。另外患肺结核时，由于肿大淋巴结压迫阻塞支气管，肺组织受损、纤维化等使支气管受牵拉而发生结核性支气管扩张，发生部位与肺结核好发部位一致，多见于上叶后段，下叶背段等。

三　支气管扩张症在病理上的变化

扩张的支气管病理改变很广泛，管壁的弹性组织、肌层以及软骨等均遭受破坏，为纤维组织所代替，管壁弹性减弱，管腔逐渐扩张。按其形态可分为柱状、囊状、囊柱状及局限性梭状扩张4种类型，其中以柱状扩张最常见，梭状较少见。柱状扩张的管壁破坏较轻，严重时可出现囊状扩张。扩张的管腔内常有痰液充填，管壁黏膜的纤毛上皮细胞被破坏，黏膜反复出现急性与慢性炎症，并可形成溃疡。柱状上皮细胞有鳞状上皮化生和萎缩，以致失去了黏液纤毛系统的清洁和防御功能。感染可向邻近肺组织扩散，形成肺炎或小脓肿，并进一步加重支气管扩张。局部的支气管动脉明显扩张，可发生栓塞、肥厚及扭曲，并常与肺动脉终末支形成吻合支、动静脉瘘或血管瘤，易导致咯血。

四　支气管扩张症的临床表现

咳嗽、咳痰、咯血为本病的三大症状。首先咳嗽多为慢性咳嗽，间断性加重，起床或就寝时可以促发咳嗽。

其次咳痰多为黏液样或黄绿色脓性痰，痰量与体位有一定关系，晨起或入夜卧床体位改变时痰量增多，并发呼吸道急性感染时，痰量更明显增加，每日痰量可数十至数百毫升不等。如将痰液收集在玻璃器皿中观察，可发现有分层的特征：上层泡沫，下悬脓性黏液，中为混浊黏液，底层为坏死组织沉淀物。有厌氧菌混合感染时可有恶臭。

咯血常与感染因素有关，是支气管扩张的另一典型表现，可反复发生，其程度可从少量痰中带血至大量咯血。当血液来自支气管动脉时，色鲜红、压力高、量较大，因而难以控制。部分病人咳嗽咳痰症状不明显，主要表现为反复咯血，临床称干性支气管扩张，其发生往往没有明显诱因，大都是寻找咯血原因时，才发现支气管扩张的存在。

反复继发感染的病人，多有全身中毒症状，如发热、消瘦、贫血等。病变广泛及慢性重症支气管扩张病人多伴有营养不良和肺功能严重障碍，劳动力明显减损，稍有活动即出现紫绀、杵状指（趾），并进一步发展为呼吸衰竭及肺心病。

五　支气管扩张症的体征

早期可无明显体征。当支气管扩张较明显，管腔内有渗出物时，在病变部位可听到水泡音，其特点是：比较局限，部位比较固定，咳嗽时水泡音加重，咳痰后可暂时消失，但不久又在原处出现。多在两肺下部、背部等听到湿罗音。重者肺气肿、杵状指（趾）比较多见，全身营养状态较差。

六　X线检查对诊断支气管扩张症的意义

临床怀疑支气管扩张症时，应作X线检查。普通胸片60%以上可有阳性发现。典型X线表现是两下肺纹理或于一侧肺有局限性纹理增多及增粗征象，或可见粗乱肺纹理中有多个不规则的环状透亮阴影或沿支气管呈卷发状阴影，或呈蜂窝状透明区改变，有感染时在阴影内出现液平面，体层摄影可发现扩张和变形的支气管充气征。但在轻症或病变局限者，X线胸片可无异常发现，支气管造影则可确定诊断。

七　支气管造影

支气管造影是诊断支气管扩张最重要的依据，造影剂充盈支气管树能显示扩张的囊状、柱状或囊柱状阴影。对于明确支气管扩张的严重程度、部位及范围是必不可少的方法，更是判定能否手术切除的必要资料。

支气管造影的方法是：造影前先作碘及麻醉药品如利多卡因的过敏试验。在局部喷雾咽喉部之后，将导管经鼻孔插入达气管隆凸上方1.5～2厘米处，然后在透视下注入造影剂。造影剂进入支气管使其比较均匀地涂于支气管壁，主要依靠体位的调节和呼吸的作用。一侧支气管造影后立刻摄片，然后作对侧造影。造影剂一侧使用量为12～15毫升。造影后应取臀高头低位进行体位引流，使造影剂咯出。

八　适合做支气管造影的病人

满意的支气管造影，要求造影时病人能良好的配合。10岁以下儿童不易合作，故不宜做此项检查。造影的适应症是：

1. 诊断支气管病变有无扩张、狭窄、阻塞、聚拢等；
2. 了解肺部病变与支气管的关系进行鉴别诊断；
3. 确定病变的范围大小；
4. 肺内肺外病变的鉴别；
5. 肺癌、肺结核、肺化脓症的鉴别；
6. 肺功能方面的研究等；

一般需在急性炎症控制后进行，造影前还应将痰液尽量排出。无手术适应指征，诊断明确，或心、肺功能不全较为明显的支气管扩张，不必再做此项检查。

九　胸部CT对于诊断支气管扩张的帮助

胸部CT检查常用于不适合支气管造影的病人及临床症状典型、怀疑有双侧支气管扩张的患者。CT检查可提供有无病变及病变的范围。据报道，CT诊断支气管扩张的敏感性为63.9%～97%，特异性为93%～100%。一般薄层扫描、高分辨率扫描比常规扫描容易发现支气管扩张，对肺段及次肺段支气管扩张诊断可靠，较小支气管的扩张不易显示。囊状支气管扩张较柱状支气管扩张容易诊断。

十　支气管扩张症与其他疾病的鉴别

在支气管扩张症早期，只有轻度咳嗽，偶有咯血，应与慢性支气管炎、肺结核和二尖瓣狭窄等病鉴别。

慢性支气管炎多发生于中年以上的患者，冬、春寒冷季节咳嗽、咳痰症状加重，痰液呈白色黏液多泡沫，很少呈脓性痰，两肺罗音较广泛、较细，不恒定。

肺结核常有结核性全身中毒症状，如低热、盗汗等，X线胸片发现阴影，痰结核菌检查有助于诊断。

二尖瓣狭窄患者往往有风湿热病史，体检发现心尖部有相应的杂音，合并心衰时呈白色或粉红色泡沫样痰。还应与肺脓肿、肺癌和先天性肺囊肿相鉴别。肺脓肿常无慢性咳嗽、咳痰病史，起病急，高热，可突然有大量脓痰咯出。X线检查可见局部浓密炎症阴影，中有空腔伴液平，有效抗生素治疗后炎症可完全消退吸收。肺癌病人往往年龄较大，肺部常有大片炎症，当炎症消失后，癌瘤阴影即可明显看出，支气管镜检查或肺穿刺活检可以确定诊断。先天性肺囊肿临床上单个含液囊肿常无症状体征，如与支气管相通合并感染时，可有发热、咳嗽、咳痰或反复咯血，X线检查肺部可见单发或多发的边界锐利的圆形或椭圆形阴影，壁较薄，周围肺组织无浸润病变，支气管造影可有助于诊断。

十一　支气管扩张症与肺心病的关系

支气管扩张症反复发作，支气管黏膜充血、水肿，大量纤维组织增生等使管腔扭曲变形，气管周围肺组织广泛纤维化，通气功能呈阻塞性障碍，肺泡通气量减少，肺血管循环受阻，加重低氧血症，而明显低氧血症引起肺小动脉血管的广泛痉挛收缩，明显增加右心负担，因而可并发肺原性心脏病，以至右心衰竭。

十二　结核性支气管扩张与非结核性支气管扩张的区别

肺结核由于支气管本身的病变，或由于结核病变使肺组织纤维化，牵引支气管而发生扩张，称为结核性支气管扩张。多发生于肺的上叶后段或下叶背段，与肺结核病灶的部位一致，与非结核性支气管扩张好发于下叶或中叶者不同。结核性支气管扩张大多数为柱状扩张，多局限于支气管内侧2/3处，而非结核性支气管扩张则可一直伸展至肺边缘。不严重的结核性支气管扩张，呼吸时支气管管腔有所改变，而非结核性支气管扩张因管壁肌肉及软骨已大部遭到侵害，故呼吸时可不起变化。结核性支气管扩张在扩张近端可能有狭窄，其支气管常扭曲，呈珠冠状、束状或爪状，大部向肺门靠拢，而在非结核性者少见。

十三 清除支气管扩张症不易咳出的痰的方法

治疗支气管扩张症主要是感染的防治，而防止感染的关键在于加强呼吸道痰液引流。当继发感染时，由于支气管痉挛、黏膜充血水肿，使支气管内分泌物增多、黏稠、不易咳出，痰液（栓）可加重支气管阻塞，影响通气和气体在肺内的分布，加重缺氧。清除痰液的方法是：

1. 体位引流

体位引流的作用有时较抗菌治疗更为重要。引流时采取病变支气管在高位的姿势，每日 2～4 次，每次 15～30 分钟。痰液黏稠不易引流时，可先用生理盐水超声雾化吸入，或蒸汽吸入使痰液变稀，支气管扩张剂缓解小支气管痉挛。体位引流时间歇作深呼吸后用力咳痰，同时用手轻拍患部，可提高引流效果。

2. 祛痰剂的应用

其目的是稀释痰液便于排出，如氯化铵，0.3～0.6 克，3 次/日；必嗽平可使痰内黏多糖纤维断裂，使痰的黏度降低，同时还可促进支气管黏膜柱状上皮的运动，使痰易于排出，常用量为 8～16 毫克，每日 3 次；也可用 3% 棕铵合剂、碘化钾、痰咳净等。

十四 “雾化吸入治疗”和超声雾化的作用

雾化疗法是利用气体射流原理，将水滴撞击或为微小雾滴悬浮于气体中，形成气雾剂而输入呼吸道，以进行呼吸道湿化或药物吸入的治疗方法。目前医学上常用的雾化器有四类：

* 超声波雾化器；
* 喷射式雾化器；
* 微型自动喷雾式雾化器；

＊旋转吸入器。

超声雾化器和喷射式雾化器在临床上主要用于局部气道湿化、抗炎、祛痰等治疗。

超声雾化是将电磁能转换成机械能，从而产生超声波，超声波在液体表面起汽化作用，破坏液体表面张力和惯性而产生雾滴，从而将药液随呼吸进入气道而沉积于细支气管部位，有效地起到湿化气道稀释痰液的作用，达到满意的治疗效果。

十五　超声雾化吸入应注意的一些问题

超声雾化的治疗液体可选用蒸馏水、0.45％盐水或生理盐水。吸入药物必须是水溶性的，药物浓度不宜太高，对黏膜不宜有刺激性，药液的酸碱度以中性为佳，避免使用易产生过敏反应的药物。药液应用时应新鲜配制，定期消毒雾化管道，避免污染。

另外，长期雾化吸入治疗的病人，雾化量必须适量，如果湿化过度，易使痰液增多，对危重病人神志不清或咳嗽反射减弱时，可因痰不易及时咳出而致病情恶化，甚至窒息死亡。某些雾化吸入药物，如α糜蛋白酶、高渗盐水等可刺激支气管，引起反射性支气管痉挛，故需预先或同时吸入支气管扩张剂，一旦发生吸入后喘憋，则立即停止雾化吸入。

十六　合理使用抗生素可控制支气管扩张症

控制感染是支气管扩张急性感染时期的主要治疗措施，应根据病情和参考痰菌药物敏感性试验选用抗菌药物。常选用青霉素类、头孢类及大环内酯类抗生素，若为混合感染则应考虑联合用药及应用广谱抗生素。抗生素持续用药至体温降到正常、痰量明显减少后1周左右可考虑停药。缓解期一般不需采用抗生素，在慢性感染时可选用复方新诺明、红霉素、口服青霉素类等药物治疗。

十七　手术治疗支气管扩张症应注意的情况

外科手术切除是支气管扩张的根治方法，适用于反复发作呼吸道急性感染，或（和）大量咯血，病变范围不超过 2 个肺叶，年龄在 10～40 岁之间，全身情况良好，心肺功能无严重障碍的病人。可以根据病变范围做肺段或肺叶切除治疗。对于症状不明显的局限性支气管扩张，手术切除并非必要。如果病变广泛，心肺功能严重障碍者则不考虑手术治疗。近年来随着抗生素疗法的进展，内科治疗后呼吸道感染容易得到控制，缓解期延长，外科切除疗法的必要性也日趋降低。

十八　对支气管扩张症合并咯血的处理

支气管扩张症合并咯血时，根据咯血量不等而采用不同治疗原则。

病人安静休息、消除紧张情绪，往往能使小量咯血自行停止，必要时可应用小量镇静剂、止咳剂。年老体弱、肺功能不全者，咯血时应慎用强镇咳药，以免抑制咳嗽反射和呼吸中枢，使血块不易咳出而发生窒息。

咯血量较多时，应采取患侧卧位，轻轻将气管内存留的积血咳出，并可用 50％葡萄糖 40 毫升加入脑垂体后叶素 5 单位缓慢静脉推注，亦可用 10 单位脑垂体后叶素加入 5％葡萄糖液 500 毫升静脉滴注。

咯血量大时，需根据血红蛋白和血压测定值酌情给予少量输血。大量咯血不止时，可经纤维支气管镜确定出血部位后，用浸有稀释的肾上腺素海绵压迫或填塞于出血部位止血，或用 Fogarty 导管气囊压迫止血，也可用冷生理盐水灌洗或在局部应用凝血酶或气囊压迫控制出血。支气管动脉造影发现出血灶后，向病变血管内注入可吸收的明胶海绵作栓塞治疗。反复大咯血用上述方法无效时，若对侧肺无活动性病变，肺功能储备尚佳又无禁忌症者，可在明确出血部位的情况下考虑肺叶、段切除术。

在抢救大咯血时，应特别注意保持呼吸道的通畅。若有窒息征象，应立即取头低脚高体位，轻拍背部，以便血块排出，并尽快挖出或吸出口咽、喉、鼻部血块。必要时作气管插管或气管切开，以解除呼吸道阻塞。

十九　中医对支气管扩张的分类及治疗方法

1. 痰浊阻肺型

主证为咳嗽痰多，胸膈胀满，精神倦怠，食纳减退，苔白腻，脉弦滑。

治法：健脾燥湿，化痰理气。

代表方剂：导痰汤加味。

组成：桔红、半夏、南星、枳壳、白术、云苓、紫菀、甘草。

2. 痰热壅肺型

主证为咳嗽，咳大量脓性痰，或有腥臭味，发冷发热，苔黄腻，脉滑数。

治法：清肺泻热，祛痰排脓。

代表方剂：苇茎汤加减。

组成：苇茎、鱼腥草、薏苡仁、连翘、桃仁、黄芩、桔梗、银花、冬瓜仁、甘草。

3. 阴虚肺燥型

咳痰带血或反复咯血，舌红苔少，脉数。

治法：清肺养阴止血。

代表方剂：养阴清肺汤加减。

组成：生地、沙参、丹皮、贝母、元参、麦冬、仙鹤草、白茅根、三七粉（冲）、杏仁、炙杷叶、甘草。

二十　治疗支气管扩张症的验方

1. 主治支气管扩张症的验方

＊鱼腥草 30～60 克，鲜大蓟根 3 克，水煎加冰糖连服 15

天。

*冬瓜子 60 克，鲜芦根 120 克，水煎服。

2. 主治润肺咯血的验方

*白芨 9 克，槐花 9 克，水煎服。

*鲜藕 60 克，百合 15 克，水煎服。

*蚕豆花 9 克，冰糖适量，水煎服。

*麦冬 60 克，白蜜 60 克，水煎至浓汁服。

肺　炎

一　肺炎及其分类

肺炎是指肺实质的炎症。可以由许多不同病原体引起。患肺炎后，肺脏的肺泡内和间质出现细胞浸润、浆液及纤维蛋白渗出，乃至发生实变。在诸多原因中，以感染引起者为最常见，这些病原体包括细菌、病毒、支原体、衣原体、真菌、寄生虫以及卡氏肺孢子虫等。其他因素如放射线、化学因素、过敏等亦能引起肺炎。通常所说的肺炎，一般是细菌性肺炎。肺炎是常见病，是呼吸道感染疾病中死亡的主要原因，在老年人和机体免疫力低下者病死率尤高。

肺炎可按病因或解剖分布加以分类。按炎症的解剖分布可以分为大叶性、小叶性和间质性肺炎。现在，为了指导肺炎治疗，有利于选用合适的抗生素或化学药物，均按病因分类。从痰液或纤支镜刷取下呼吸道分泌物、支气管肺泡灌洗液镜检和病原体培养、肺组织活检以及血清学检查均有助于辨明感染的病因。

二　肺炎的诱因

1. 当上呼吸道病毒感染时，可以损害呼吸道防御机能，细菌趁机侵入肺部。因此，在流感病毒流行时，人们容易引起细菌性肺炎。

2. 受寒、雨淋、疲劳以及醉酒等因素，可以削弱人体抵抗力，使免疫功能下降，细胞吞噬作用减弱，引起肺炎。

3. 昏迷、麻醉、镇静剂过量，可以导致咳嗽反射受抑制或破坏支气管黏液－纤毛运动，使细菌侵入下呼吸道而引发肺炎。

4. 老年人或者患有某些疾病时，如慢性支气管炎、糖尿病、白血病、淋巴瘤、恶性肿瘤或使用抗癌药物以及肾上腺皮质激素时，人体的免疫功能降低，亦为肺炎的常见诱因。此外，因严重疾病长期卧床的患者，如心力衰竭、脑梗塞、脑出血、肾功能衰竭等，也可因呼吸道痰液引流不畅，继发细菌性肺炎。

三 比较常见的肺炎

在众多引起肺炎的病因中，细菌性肺炎大约占肺炎的80%左右，其中肺炎球菌肺炎最为常见，略为少见的有葡萄球菌肺炎和克雷白杆菌肺炎。金黄色葡萄球菌引起的肺炎，近年来大多为耐药细菌感染，病情亦严重；克雷白杆菌可以引起原发性或继发性肺炎。老年人以及患有慢性疾病者易感染，一旦感染，病情顽固，治疗困难。近年来，由于广谱抗生素的广泛应用，一些条件致病细菌，如大肠杆菌、绿脓杆菌等，也经常引发老年人难治性肺炎。此外，老年人由于年龄增大，免疫功能低下，呼吸道真菌和比较少见的军团杆菌引起的肺部感染也比青年人多见。一些物理因素，如放射线可以损伤肺组织，产生炎症反应，称放射性肺炎。吸入呕吐物和胃酸及吸入有害气体可以引起化学性肺炎，此时，亦常合并细菌感染。当人体对某些过敏物质发生异常免疫反应时，可以引起肺部嗜酸性粒细胞浸润，称为过敏性肺炎。艾滋病患者或感染艾滋病毒以后，由于机体免疫缺陷容易发生肺孢子虫肺炎，如果不及时诊断和治疗，常很快因呼吸衰竭而死亡。

四 近年来引起肺炎病原菌的一些变化

在五六十年代，引起肺炎的细菌大多数是肺炎球菌，大约要占90%，近二三十年来，由于抗生素广泛应用，肺炎病原菌发生很大变化，虽然仍以肺炎球菌为主要致病菌，但已明显下降(约占40%)。其他还有金葡球菌，约占2%～10%；嗜肺军团杆菌，约占3%～8%；流感嗜血杆菌，约占3%～20%；克雷白杆菌，约占13%。在非细菌感染中，病毒性和支原体肺炎也很常见。真菌引起的肺炎亦逐渐增多，革兰阴性杆菌引起的肺炎较过去明显增多，老年人或危重病患者肺炎多为此类细菌感染，治疗常常很困难。

五 肺炎的临床表现

患肺炎后，病人常会突然高烧、寒战、咳嗽、咳痰，有的病人出现胸疼，如果炎症靠近胸膜，可以发生反应性胸膜炎，胸疼较重。少部分肺炎球菌肺炎和金黄色葡萄球菌肺炎病人发病时有类似感冒的症状，如发烧、头疼、全身酸疼和干咳，但数小时或数日后病情会突然加重。肺炎球菌肺炎患者常咳铁锈色痰，这是由于肺脏因炎症浸润，肺泡腔内有大量红细胞渗出、破坏、崩解，变性的血红蛋白使痰液呈铁锈色。由于克雷白杆菌和金葡球菌可以引起肺组织化脓坏死，病人常咳脓痰和咯血，偶尔，克雷白杆菌肺炎患者还可以咳棕红色胶冻样痰液，是为该种肺炎的少有特征。一少部分肺炎患者病情严重，极度衰竭，有呼吸困难、紫绀和末稍循环衰竭，尤其是当老年人患金葡肺炎和克雷白杆菌肺炎时，如不及时治疗，病情会急骤进展，出现谵妄、昏迷，可以引起死亡。肺炎患者体检时，在炎症部位听诊呼吸音减低，大部分可以听到湿性罗音。患肺炎后，如果进行 X 线透视或拍摄胸片，会发现片状或浓淡不等的阴影；白细胞也常常升高，严重者可升至 2～3 万。痰培养可以培养出病原菌。

六　观察肺炎病人的痰的意义

正常人平常无痰或痰量很少，支气管炎或早期肺炎患者痰量增加不多，慢性支气管炎或支气管哮喘患者大多咳灰白、透明的黏痰。当肺炎病程进展时，痰量可明显增多。黄绿色黏液脓痰表示支气管和肺化脓性感染；咳白黏痰也反映呼吸道炎症；患肺炎球菌肺炎，痰可以是铁锈色；克雷白杆菌肺炎可以见到红棕色胶冻样痰；如果是绿脓杆菌肺炎，痰是黄绿色，厌氧菌引起的肺炎为脓性痰而且有恶臭味；金葡肺炎可以是血痰、脓血痰；真菌引起的肺炎常有棕褐色痰。因此，如果患了肺炎，注意观察痰量、性质、颜色和痰的气味，常常可以估计是得了哪种细菌性肺炎。

七　老年人肺炎的特征

老年人由于免疫功能低下，对疾病抵抗力下降，患肺炎后，常具有以下特征：

1. 老年人肺炎的病原菌常是条件致病菌，如大肠杆菌、绿脓杆菌、克雷白杆菌等。这些细菌一旦引起肺炎常常比较顽固，治疗比较困难。

2. 一些老年人患肺炎后，症状常不如青年人明显，有的不发热或仅有低热，白细胞总数增多也不显著，但常有中性粒细胞增多，这说明感染比较严重。

3. 老年人患金葡肺炎和克雷白杆菌肺炎时，病情凶险，极度衰竭甚或出现感染性休克，呼吸衰竭，应积极进行抢救。

4. 有的老年人患肺炎后，虽经足量抗生素治疗，但炎症消散吸收较慢，甚或形成机化性肺炎，即经过治疗后，X 线胸片上炎性浸润阴影虽然消散，但很不彻底，常常留下肺脏纤维细胞过度增生形成的小斑片阴影。

八　肺炎病人应该做的一些检查

当由于受凉等原因出现发烧、寒战、咳嗽、咳黄痰或白痰时，应当及时去医院检查，以确定是否患了肺炎。首先要进行体格检查。肺脏发炎后，发生实变。在肺脏叩诊时，出现浊音，听诊呼吸音减低，可以听到湿性罗音，如果肺炎合并了胸膜炎，还可以听到胸膜摩擦音。胸部透视和 X 线胸片可以发现片状炎性浸润阴影，肺炎球菌肺炎胸片是肺叶或肺段状密度较均匀的阴影，老年人患革兰氏阴性杆菌肺炎，胸片多为两下肺野小斑片状阴影，克雷白杆菌或金葡细菌引起的肺炎在胸片上除见到片状炎性阴影外，还可以看到单个或多发的小空腔。此外，还应检查血常规，肺炎病人白细胞计数增高，中性粒细胞比例增加。痰涂片革兰氏染色可以确定是阳性球菌还是阴性杆菌感染。痰培养是确定病原学的有效手段，还可借助药物敏感试验指导选用抗生素治疗。如系重症肺炎，应做血培养检查。

九　肺炎病人的痰液检查

痰涂片革兰氏染色和痰培养是明确肺炎病原学的主要手段之一，因此，要重视留取痰液标本。怎样留取痰标本呢？患者清晨起床后，先用生理盐水漱口，用力咳出深处的第一口痰，于 10

分钟内送实验室检查。经过筛选的痰液（痰涂片镜检鳞状上皮细胞<10个/低倍视野，白细胞>25个/低倍视野，或二者比例<1∶2.5）进行培养，如连续二次分离出相同病原菌，则为致病菌。有条件者，还应做痰液洗涤和定量培养，当分离到的病原菌浓度≥107cfu/ml判为致病菌。目前，临床上一般仍以患者口痰培养结果作为肺炎病原学诊断的依据。如果有条件，还可以经纤支镜刷取痰或利用防污染毛刷、支气管肺泡灌洗方法取得痰标本，以保证病原菌培养更为可靠。但是，这些方法操作困难，做为病原学常规检查，有其局限性。

十　痰中有细菌不一定是肺炎

健康人口咽部存在常住细菌约21个菌属，多种细菌。如：需氧肺炎球菌、金葡球菌、需氧革兰阴性杆菌（如肺炎克雷白杆菌）等，这些细菌在通常情况下并不致病。如果留取口痰作培养，留痰方法又不严格，这些细菌，特别是生长条件较低的革兰阴性杆菌，很容易生长。另外，再加上痰液标本的其他因素污染，因此，可能培养出细菌。故痰中有细菌，并不一定是患了肺炎，应该进行客观的具体分析。要获得真正的病原菌，要求留痰方法要正确，培养技术要规范，或者采用痰液细菌定量培养，才能得到较为可靠的肺炎病原菌。

十一　痰细菌培养及药敏试验的意义

一般临床上根据肺炎患者痰培养获取的病原菌选用合适的抗生素治疗，因此，痰培养和药敏试验对肺炎的治疗至关重要。当痰培养有细菌生长时，一定要分析是污染菌还是致病菌，如果确定为致病菌，目前，临床上多根据MIC，即抑制90%细菌的最低抗生素浓度，选用敏感抗生素治疗。由于细菌容易产生耐药性，因此，在肺炎疗程中，需多次进行痰培养和药敏试验，以观察细菌的敏感性和耐药性，以便及时更换药物。这样，才能收到更好的治疗效果。由于一部分肺炎患者在痰培养之前已经用过抗生素，痰培养结果可能是阴性，这时，亦要根据病人症状，痰的性质等以及X线胸片来选用药物。同时，还要继续作痰培养检查，以便能及时明确病原菌。

十二　对反复发生在同一部位的肺炎要仔细检查

一般说，人们患肺炎以后，经过及时治疗，炎症会逐渐消散、吸收，肺脏组织可以完全恢复正常。但是，有的人患肺炎以后，虽经抗生素治疗，病情可以好转，但不久，在肺脏的同一部位又发生肺炎，甚至2～3月一次，这种情况需要引起高度重视。要注意是否存在阻塞性肺炎的可能，就是说，由于支气管因为某种原因发生阻塞，导致痰液引流不畅，容易引起细菌感染，发生肺炎，此时，用抗生素治疗往往不会彻底。最常见的是肺脏肿瘤，尤其是中央型肺癌。中老年人患肺炎后，如果出现以下情况，要想到患了阻塞性肺炎：

＊肺炎经过抗生素治疗后，无明显好转。

＊肺脏同一部位反复发生肺炎。

＊患肺炎后经常咳血丝痰或伴有喘憋症状。

＊虽然患了肺炎，但是并没有突出的发烧、寒战等症状。

当有以上情况时，一定不要贻误时间，要及时到医院做仔细检查，如X线大气管断层胸片，胸部CT以及纤支镜检查等以便明确病因，积极采取相应的治疗。

十三　肺炎与上感的区别

呼吸道感染中，以上呼吸道感染为最常见，上呼吸道通常指鼻及咽喉部。正常人咽喉部存在多种细菌，但是，下呼吸道（气管以下部位）却基本无菌。上呼吸道炎症在成年人中比较多见，引起的病原微生物以病毒为主，如流感病毒。患上感后，可以出现鼻塞、流涕、喉咙痛和全身症状如发烧、全身酸痛、乏力、咳嗽等类似肺炎的前驱症状，但白细胞计数正常，X线胸片也仅显示肺纹理粗重。患上感之后，人体呼吸道的防御功能常常被破坏，如果不积极治疗，细菌会乘机侵入下呼吸道，在肺脏生长繁殖，引起肺炎，出现突然发烧、咳黄痰等症状，白细胞总数升高，中性粒细胞升高或有核左移，胸片出现片状密度增高的炎性阴影。患了上感后，一般以对症治疗为主，可以服用感冒冲剂或退热剂。如有继发细菌感染时，可用磺胺药或其他抗生素，而肺炎则主要应根据不同病因，选用合适抗生素治疗。

十四　肺炎与肺结核的一些区别

肺炎和肺结核患者有些症状相似，如发烧、咳嗽，胸片上均可见到密度增高的片状阴影，容易混淆。但是，肺炎患者起病较急骤，突然发烧、寒战、咳嗽，咳黄痰或脓血痰，白细胞总数增高，胸片上在两肺中野或下叶有片状阴影，痰中可培养出细菌，抗生素治疗效果较好。而肺结核患者一般起病较缓慢，多有午后低烧、盗汗、干咳或咯血，白细胞一般无明显增多，血沉多增快，X线胸片上，于两肺上叶的尖后段部位可见淡薄的片状阴影。如果为活动性肺结核，结核菌素试验呈阳性反应。肺结核病程较长，经过规律的抗结核药物治疗后多可治愈，而用抗生素治疗无效。

十五　肺炎与肺癌的一些区别

1. 二者症状的区别

肺炎和肺癌患者的症状不同。如受凉以后发烧、寒战、咳嗽、咳黄痰或脓血痰，这些症状见于肺炎。又如：刺激性干咳、经常咳血丝痰、消瘦、呼吸困难等症状，只有肺癌患者才具有。在体检时，肺癌患者可能会发现胸水，或在颈部、锁骨上窝处有肿大的淋巴结，白细胞也不增高。

2. 肺癌的X线胸片

二者的X线胸片也有完全不同的表现，肺炎的胸片一般是在肺部有密度增高的片状模糊阴影，随着应用抗生素治疗阴影会逐渐吸收；肺癌的X线胸片表现主要有以下几种：

(1) 中央型肺癌

多在一侧肺门有类圆形阴影，其边缘大多毛糙，有的呈分叶状。也可为单侧不规则的肺门肿块阴影，有时癌肿与转移性肺门或纵隔淋巴结融合，部分病人以肺不张或阻塞性肺炎的形式表现。

(2) 周围型肺癌

早期为局限性小斑片状阴影，边缘不清，易误诊为炎症或肺结核，用抗生素治疗无效。动态观察肿块增大，呈类圆形或圆形阴影，常有分叶，有时可形成具有偏心的癌性空洞阴影。

(3) 细支气管-肺泡癌

胸片主要表现是结节型阴影或两肺呈大小不等的结节状播散病灶，随病情发展逐渐增多增大。

(4) 肺癌转移

肺癌转移时，胸片上常出现因淋巴结肿大导致的肺门增大阴影或胸腔积液、心包积液征象。

十六　正确处理肺炎病人的高烧问题

肺炎病人常常会有高烧、寒战的症状。发热可以增强白细胞杀灭细菌的能力，但也会造成身体热量消耗，影响脑、肝、肾等重要器官的正常代谢，如果肺炎患者体温在38℃以下时，可以不做特殊处理，经过抗生素治疗，炎症控制后，体温可以逐渐降至正常；如果体温大于38℃，可以应用退热治疗，包括物理降温，如酒精擦浴、用冰袋敷前额等，体温下降不满意时，可以应用退热药，如阿斯匹林或注射柴胡等，同时要让病人多饮水，并增加静脉补液量。在应用退热药后，患者常会出汗多，丢失水分容易发生虚脱或血容量减少导致休克，尤其是老年人及体弱患者，因此要注意观察病人情况，及时发现上述病情变化，进行处理。

十七　肺炎病人对抗生素的正确选择应用

肺炎诸多病因中，以细菌性肺炎最常见，因此，正确选用抗生素对治疗肺炎至关重要。那么怎样选择抗生素呢？

1. 应用抗生素的原则通常是根据病人痰涂片革兰染色，是革兰阳性还是革兰阴性细菌，还是真菌；痰培养和血培养中是否有细菌生长，是何种细菌？这些细菌对哪一种抗生素敏感等。结合药敏试验选用敏感抗生素，一般能收到较好治疗效果。患肺炎后，不要随便服用抗生素，随便服用抗生素不但效果不好，还可引起细菌的耐药性，严重者还会贻误病情。

2. 在痰涂片和痰、血等培养及药敏试验结果未出来之前，一般根据病人年龄、是否患有慢性疾病、是医院内感染还是医院外感染，以及症状等临床表现，考虑是何种细菌引起，从而选用抗生素。待有了细菌培养结果之后，再据药敏试验作调整。

3. 对革兰阳性球菌以及院外感染患者，可选用青霉素、红霉素或第一代头孢菌素，也可选用喹喏酮类药物；革兰阴性细菌、院内感染、以及老年人或伴有慢性疾病患者要考虑选用氧哌嗪青霉素，第二代、第三代头孢菌素或喹喏酮类药物。如为真菌引起者，可选用氟康唑。重症肺炎如合并休克、呼吸衰竭时，一般选用较强的第三代头孢菌素如头孢他啶等。

十八　常用的一些抗生素

抗生素是细菌、真菌的某些代谢产物，对各种致病微生物有强大抑制或杀灭作用。常用抗细菌抗生素有：

1. 青霉素类

注射用青霉素G，主要用于治疗肺炎球菌肺炎；广谱半合成的新型青霉素如氧哌嗪青霉素，用于治疗革兰氏阴性杆菌肺炎；苯甲异噁唑青霉素用于金葡肺炎等。目前，口服青霉素吸收良好，亦有较好疗效，如青霉素V钾片。

2. 头孢菌素类

这是一类较新型广谱、杀菌力强的抗生素，对革兰阳性和阴性细菌都有杀菌作用。第一代头孢菌素如头孢氨苄、头孢拉啶主要针对呼吸道革兰阳性球菌感染。第二代如头孢呋肟，第三代如头孢三嗪、头孢他啶主要应用于革兰阴性细菌感染。

3. 氨基糖甙类

对各种革兰阴性细菌和某些革兰阳性细菌有较好杀菌作用，如针对绿脓杆菌为主的丁胺卡那霉素、妥布霉素等。

4. 氯霉素族亦为广谱抗生素

对革兰阴性菌较阳性菌强，但因对骨髓有抑制作用，有引致再生障碍性贫血之可能，目前已极少应用。

5. 大环内酯类

主要是红霉素。目前，新开发的产品有阿奇霉素、罗红霉素等，抗菌谱略广于青霉素G，除对革兰阳性球菌作用外，对肺炎支原体、军团杆菌、立克次体也有作用。

6. 林可霉素，克林霉素

其抗菌谱与红霉素相似。

7. 多黏菌素类抗生素

其抗菌谱较狭窄。主要用于革兰阴性细菌。

8. 抗真菌抗生素

有两性霉素B。近来常用的有氟康唑、伊曲康唑，对白色念珠菌、隐球菌等有较好的抑制作用。

9. 磺胺类

这类药物具有广菌谱广，口服方便，吸收迅速以及价格低廉等优点，对革兰阳性细菌如肺炎球菌以及革兰阴性细菌如大肠杆菌、流感嗜血杆菌等均有抑制作用，并对少数真菌、原虫也有效果。因此，目前临床上也较常用。主要有增效联磺片、复方新诺明（SMZ CO）等。

10. 氟喹喏酮类

这是80年代初开发的一类抗生素，对革兰阳性和阴性细菌均有较好抑制作用，尤其对革兰阴性细菌作用更显突出。常用的有：悉复欢、奥复星等，其口服剂服用方便。

十九　抗生素的副作用

任何一种抗生素都有副反应，其毒副反应主要表现在神经、造血和肾脏系统三方面。有些毒副反应比较严重，如链霉素对第八对脑神经的毒性作用，可以出现眩晕、共济失调以及耳鸣、耳聋，老年人尤易发生。氯霉素可以抑制骨髓细胞内线粒体蛋白合成，引起再生障碍性贫血，粒细胞和血小板减少，目前已较少使用。氨基糖甙类（如丁胺卡那、庆大霉素等）、多肽类（多黏菌素、万古霉素）、某些头孢菌素及喹喏酮类都可以引起肾脏损害，在肾功能减退者和老年人中更为显著。故应减少剂量和延长给药时间间隔，或在应用期间及时复查尿常规、血尿素氮、血肌酐，避免发生肾脏损害。如果已有肾功能损害者，不宜应用上述药物。四环素、红霉素、利福平、两性霉素 B 等可以导致肝脏损害，在应用时要注意复查肝功能。各种口服抗生素经常引起胃肠反应，如恶心、呕吐、腹泻等，这类反应常见于红霉素、悉复欢。此外，过敏反应在某些抗生素治疗中亦较常见，以青霉素 G、链霉素、红霉素、头孢拉定出现最多，患者会出现皮疹、药物热、血管神经性水肿等。最严重的过敏反应是过敏性休克，常为青霉素引起，如果不及时抢救，可以危及生命。因此，在应用之前，应仔细询问药物过敏情况以保证用药安全。

二十　肺炎病人需要吸氧的几种情况

轻型肺炎患者一般不需要吸氧，但是下列情况需要吸氧治疗：

1. 全身毒血症状明显，如高热、气急、紫绀、呼吸困难等。

2. 由于败血症并发感染性休克，如体温不升，血压下降、四肢厥冷、多汗、颜面紫绀。

3. 合并心肌炎，脓胸等其他脏器病变时。

4. 重症肺炎，如金葡肺炎、克雷白杆菌肺炎、军团菌肺炎等。

5. 老年人患肺炎，症状加重时。

上述表现提示机体呼吸功能降低，严重缺氧，应给予吸氧治疗。吸氧时，一般采用鼻导管给氧，吸氧浓度要根据患者症状、缺氧程度，最好做动脉血气分析检查，观察动脉血氧分压，同时，给予祛痰剂，保持呼吸道通畅。

二十一　肺炎支原体肺炎

肺炎支原体是最小的微生物之一，可以引起急性呼吸道感染伴发肺炎，近年来，这种肺炎有所增多。支原体肺炎症状一般较轻，经抗生素可治愈。支原体可以经口、鼻分泌物在空气中传播，主要在儿童和青少年中感染。近年来有研究认为，慢性支气管炎、肺气肿、肺心病患者易患支原体感染，这种肺炎秋冬季节较多，常常有2～3周潜伏期，起病缓慢，大约1/3病人无症状，感染后可以出现乏力、明显头痛、咽痛、发冷、发烧、咳嗽、咳白痰或黏液脓痰，白细胞总数正常或稍增多，在X线胸片上可以见到斑片状或均匀的模糊阴影。诊断支原体肺炎应根据患者冷凝集试验阳性或根据血清中支原体IgM抗体阳性。红霉素对支原体肺炎有确切疗效，要首先选用，一次0.3克，每日4次。此外，亦可应用四环素。若咳嗽剧烈，可用镇咳祛痰剂。

二十二　军团菌肺炎

嗜肺军团杆菌引发的肺炎称军团菌肺炎，这是一种以肺炎为主的全身性疾病，1976年被确认，近年来发病率上升。军团杆菌存在于水和土壤中，常经供水系统、空调和雾化等装置经吸入而引起呼吸道感染。该病可以有小流行。感染后病人肺脏常有化脓性病变，军团菌肺炎可以缓慢起病也可突然发病，发病后出现乏力、肌肉疼、头疼、高烧、寒战、咳嗽、咳少量白痰或血痰，有的病人同时出现恶心、腹泻，严重者可出现休克或急性呼吸衰竭，白细胞中等增多，中性粒细胞增高，还可以出现心肌、肝、肾损害等，X线胸片主要于肺外周部见到斑片状炎性阴影，严重者伴有胸腔积液。确定是否患了军团菌肺炎，要依靠流行情况、症状以及痰液、肺活组织分离到军团菌，但细菌培养阳性率极低，目前，临床上主要依据血清间接免疫荧光抗体滴定度增高得到诊断。若恢复期比急性期抗体滴度升高4倍，或单价血清滴度≥1∶256，或双份血清效价≥1∶128，可确定诊断。治疗首选红霉素，每日1～2克，分4次口服，重症应静脉给药，用药2～3

周。可以加用利福平治疗。其他抗生素如青霉素和头孢菌素、氨基糖甙类抗生素对军团菌肺炎无效。

二十三　真菌性肺炎

真菌种类很多，目前，致病真菌以念珠菌、曲菌为常见，其次还有新型隐球菌等。真菌侵犯肺脏后，可以引起不同程度的肺炎，严重者有肺组织坏死，甚至还可经过血行播散到身体其他部分，发病率也在不断增加。近年来，由于广谱抗生素广泛使用以及应用激素或抗肿瘤药物等，导致人体内正常菌群紊乱，免疫功能低下，引起真菌感染。亦有极少数患者经吸入途径感染。真菌性肺炎大多具有呼吸道感染症状，如咳嗽、咳痰、发烧、气急，甚至咯血。X线胸片多种多样，或为小斑片阴影，也可以是弥漫性小结节阴影，甚至肿块状阴影。在健康人痰中有10%～20%可以查到某些真菌，如念珠菌。确定真菌性肺炎主要根据多次痰培养的结果。轻度真菌性肺炎在停止诱发因素后，可自行好转；重者需用两性霉素B治疗，每日30～40毫克静滴，维持治疗1～3个月，总剂量1～2克，或口服氟康唑，每日100～200毫克，亦可先静滴，待病情稳定后改为口服。由于真菌性肺炎诱因较明确，因此，主要是注意预防。

二十四　放射性肺炎

物理因素可以引起肺炎，如：放射线可以损伤肺组织，引起放射性肺炎。当患有胸内和胸壁恶性肿瘤接受大剂量放射线治疗后，病人可以出现发烧、气促、甚或紫绀、呼吸困难，发生呼吸功能减退，以至呼吸衰竭，严重者可以死亡。这是因为大剂量放射线导致肺脏充血、水肿、细胞浸润，逐步发展为肺纤维化。X线胸片表现为肺纹理不清、弥漫性浸润或结节状阴影，部分病人伴有心包或胸腔积液。一般接受放射剂量愈大（超过20Gy），放射性肺炎愈严重。

放射性肺炎患者容易并发肺部细菌或真菌感染，而抗菌治疗效果很差，严重放射性肺炎患者常因此而死亡。预防放射性肺炎至关重要，主要是注意放射治疗的适应症、照射野和剂量。如果发生放射性肺炎，早期应及时给予肾上腺皮质激素治疗，每日强的松60～100毫克，待症状消失后逐渐减量，维持3周。有继发性感染时应根据痰细菌培养、药物敏感试验选用抗生素。同时给予吸氧治疗，以使血氧分压达到安全水平。

二十五　吸入性肺炎

吸入化学物质，包括吸入刺激性气体和液体，可以发生支气管及肺损伤，造成吸入性肺炎。一般以胃内容物的误吸为常见原因。吸入性肺炎主要诱发因素是：

* 反射性保护功能障碍，如昏迷时，咽部对吸入物反射减弱。

* 患有先天性、创伤性或癌肿性支气管食管瘘。

* 因某些疾病作气管切开后，气管导管抑制咽部运动等。

以上因素均可导致呕吐物吸入呼吸道。患吸入性肺炎后，病人在当时可能无明显症状，但1～3小时后会突然出现气促、继而紫绀、心悸和低血压，可有咳血性泡沫痰。此时，如果拍X线胸片，会显示弥漫性成片的肺浸润阴影，与ARDS的非心源性肺水肿X线很相同。应积极防止发生吸入性肺炎，对于昏迷病人应采取头低侧卧位。吸入性肺炎的治疗主要采取适当补液，以补充血容量，吸氧以维持正常的动脉血氧分压，如果病情严重，应做气管切开，应用呼气末正压（PEEP）机械呼吸，同时给予利尿药物。及早应用肾上腺皮质激素，氢化可的松每日100～400毫克，静脉点滴，逐日递减，3天后停用。禁用生理盐水或碱性液体作支气管冲洗，以免扩大病变范围。

二十六　其他呼吸道传染性疾病

1. 传染性非典型肺炎

传染性非典型肺炎是由一种新冠状病毒（SARS－COV）引起的一种急性呼吸道传染病。WHO（世界卫生组织）将其命名为严重急性呼吸综合征（Severe acute respirafory syndrome ,

SARS)。

起病急，以发热为首发症状，多为高烧，偶有畏寒，全身中毒症状。头疼，关节酸痛，乏力，胸痛，腹泻等。初期多有干咳，少痰，病程第二周有较频繁的刺激性咳嗽，白黏痰，合并感染时可出现呼吸加速，气促，或进展为急性呼吸窘迫综合征。肺部听诊可闻及中量或大量湿性罗音和肺突变体征。严重者有肝、心、肾等受累的表征，甚至发生多脏器功能衰竭（MODS)。

对于有“非典”流行病学依据，有症状，有肺部 X 射线影像改变。外用血象白细胞总数不升高，或降低，中性粒细胞可增多，晚期合并细菌感染时，白细胞总数可升高。T－淋巴细胞 CD_4 降低，并能排除其他疾病，可以做出“非典”临床诊断。在此基础上，若分泌物 SARS－COVRNA 检测阳性，或血清 SARS－COV 抗体阳转，或发病早期与恢复期抗体滴度呈 4 倍及以上增长，可做出确定诊断。

治疗病人，必须住传染病医院隔离、休息，对症治疗。继发细菌感染，根据情况可使用大环内酯类，氟喹诺酮类及其他适用抗生素。抗病毒治疗可用利巴韦林 2 克静脉注射，然后 1 克每 6 小时 1 次，连续 4 天，再用 0.5 克每 8 小时 1 次，连续 6 天。亦可选用干扰素 300 万单位，连用 5～10 天。重症者可使用糖皮质激素，具体剂量可根据病情调整。免疫治疗，重症者可使用已康复“非典”患者的血清进行治疗。亦可使用免疫增强剂如胸腺肽和免疫球蛋白。呼吸支持，重症监护抢救危重者。

预防措施主要是隔离观察。

2. 人感染高致病性禽流感

人感染高致病性禽流感是由甲型流行性感冒（流感）病毒引起的一种人、禽、畜共患的急性传染病，人感染后以流感样症状、结膜炎、肺炎甚至败血症休克为主要表现，潜伏期短，传染性强，传播迅速。人类对禽流感的免疫力缺乏严重者可致死，病死率较高。

传染源主要为病禽和健康带毒禽，特别是感染 H_5N_1 亚型病毒的鸡、鸭。此外尚有火鸡、珍珠鸡、鹅以及野禽，如天鹅、海鸥、野鸭等。尚无证据显示禽流感患者可作为传染源。目前认为，禽流感病毒传播给人的途径有三种：

* 直接密切接触传播，如饲养员接触感染的家禽或粪便；
* 空气飞沫传播；
* 粪便污染水然后经口饮入，经消化道摄入感染。

易感人群，任何年龄均可发病，无性别差别。潜伏期在7天之内，尚无人与人之间传播的确切证据。不同亚型的禽流感其临床表现也有所不同。H_5N_1 型病毒感染临床表现较重。一般表现为重度流行性感冒的症状。少数患者病情迅急，出现进行性肺炎，或发生急性呼吸窘迫综合症及肺出血、胸腔积液、心力衰竭、肾衰竭等多器官功能衰竭。

肺　结　核

肺结核是指由于结核杆菌引起的肺部慢性传染病。

祖国医学将其归于“肺痨”的范畴，并认为它是有传染性的虚损疾病。

一　肺结核病可以治愈

人类经过对结核病的漫长认识过程，目前已对该病有了全面、正确的了解，结核病是一种病因明确、防有措施、治有办法的疾病。只要通过对病人的科学管理，合理的化疗，肺结核是可以治愈的。结核病是可以消灭的。

二　目前结核病的流行现状

目前结核病的疫情仍较严峻，全世界现有结核病人约 2 000 万，每年约有 200～300 万人死于结核病，其中约 3/4 在热带，非洲最多，亚洲、拉丁美洲次之。随着艾滋病人的增多，结核病发病率有上升趋势。我国疫情亦较严重，特别是老年性肺结核，较前有明显上升趋势。直到 1990 年，我国活动性肺结核患者约有 600 万人，每年死亡 24 万人。患病率约占我国总人口的 0.52%，死亡率为 0.019%，为其他各种传染病死亡人数总和的 2 倍。结核病已成为全球最紧迫的公共卫生问题之一。为此，世界卫生组织在 1993 年宣布“全球结核病紧急状态”，提出消灭结核病的目标，要求本世纪最后十年全世界结防工作的奋斗目标为发现率达到 70%、痰检结核杆菌阳性病人治愈率达 85%，我国卫生部已制定了相应的结核病防治目标。

三　易患肺结核的人群

肺结核是呼吸系统的慢性传染病，其发病与感染结核杆菌有关，特别是与开放性（痰中排结核菌）肺结核病人接触密切有关，因此，在某种意义上说，凡有人群集居的地方，几乎都有可能感染结核病。但人体感染结核病后不一定发病，这主要取决于人体的免疫力（包括先天性与后天性免疫力），也就是说，人们的体质、生活条件、卫生状况亦影响着结核病的发生、发展与转归。

因此可以说，与开放性肺结核病人密切接触者；营养状况差、体质弱、卫生状况差者；老年人及患有获得性免疫缺陷综合症（AIDS爱滋病）、人体免疫缺陷病毒（HIV）等症者易患肺结核。

四　肺结核的感染途径

结核菌主要通过呼吸道传播，传染源主要是排菌的肺结核病人的痰。健康人吸入病人咳嗽、打喷嚏时喷出的带菌飞沫，易引起肺部结核菌感染，传染的次要途径是结核菌经消化道进入人体内，少量、毒力弱的结核菌多能被人体防御机能杀灭；只有受大量毒力强的结核菌侵袭而人体免疫力低落时，感染结核杆菌后才会发病。

五　原发性肺结核和续发性肺结核

原发性肺结核是指结核菌初次感染而在肺内发生的病变，常见于小儿，此时人体反应性低，病灶局部反应轻微，结核菌常沿淋巴管到达淋巴结。

续发性肺结核一般发生在曾受过结核菌感染的成年人，此时人体对结核菌具有免疫和变态反应，潜伏在肺内细菌复发，一般不波及局部淋巴结，但肺内局部组织炎症反应剧烈，容易发生干酪样坏死和形成空洞。

六　老年性肺结核的特点

老年性肺结核是指60岁以上的肺结核病患者，其中包括新发现的结核病人和以往曾经治疗而未愈的病人。其特点为：

1. 老年性肺结核患者患病率以60岁左右为最高，男性比女性高3倍左右。

2. 症状常不典型，易被临床忽视，如发热可能不明显，中度以上发热者不及1/4；发生咯血的患者只占1/6～1/4（约为青年肺结核咯血比例的半数）；而咳嗽、咳痰、心悸、胸闷、气短、乏力、厌食、瘦弱，浮肿相对较多，不少病人病症被其他并发症或夹杂病的症状所掩盖，常被认为是慢性支气管炎、肺气肿、支气管扩张、肺炎、肺部肿瘤等而误诊。

3. 肺结核病变类型中，仍以浸润型肺结核属多见，不仅易发生在上肺野，亦可发生在中下肺野，由于老年性肺结核发现一般较晚，其转归常以慢性纤维空洞型及血行播散型为高，病情程度较重。

4. 胸部X线不典型。50年代时，肺门、纵隔、淋巴结结核和血行播散型肺结核罕见，而60年代后，这两种类型在老年性肺结核中所占比例相对有所增加。

5. 合并症多，并发症亦多，死亡率高。

七　中老年肺结核病人的主要合并症及并发症

中老年肺结核合并症多达49种，明显高于年轻肺结核患者。据统计，约72.3%的患者与非结核肺部疾患并存，如肺气肿、肺大疱、慢性支气管炎、支气管扩张、自发性气胸等，与其他系统疾病并存的比率亦较高，如糖尿病。

中老年肺结核患者并发症也较多，如脓胸、肺不张、胸膜炎、结核性脑膜炎等。

因此，早期发现，积极救治患肺结核的中老年患者是减少死亡率的重要环节。

八　肺结核病人的症状

患有肺结核的病人可有全身毒性症状，亦称结核中毒症状，表现为午后低热、乏力、食欲减退、体重减轻、盗汗等；当肺部病灶急剧进展播散时，可有高热，妇女可有月经失调或闭经。此外病人还会有呼吸系统症状，如干咳，或有少量黏液痰，伴继发感染时，痰呈黏液性或脓性。约1/3病人有不同程度咯血，若大咯血常可引起窒息，应立即进行抢救。结核炎症波及胸膜时，可出现胸痛，若并有大量胸腔积液时，则可有急骤出现的呼吸困难。

九 肺结核的类型及临床特点

目前临床上将肺结核分为五型：

1. 原发型肺结核

又称原发综合征，多发生于儿童，也可见于边远山区农村初次进入城市的成人，总之绝大多数发生在儿童或青少年。

症状多轻微而短暂，可类似感冒，有微热、咳嗽、食欲不振、体重减轻，数周好转。

2. 浸润型肺结核

是成人最常见的继发性肺结核，多由原先潜伏在病灶内的结核菌在人体免疫力低落时重新繁殖而致，亦有直接进展成酷似浸润型肺结核的。

此型肺结核多发生在成年患者，临床上症状根据病灶性质、范围及人体反应性而表现不同。若伴有大片干酪样坏死灶时，常呈急性进展，具有高度毒性症状。

3. 血行播散型肺结核

又分急性及亚急性血行播散型肺结核。多由原发性肺结核发展而来，但成人更多见的是由续发于肺或肺外结核病灶（如泌尿生殖道的干酪样病灶）溃破到血管引起。

本病起病急，有全身毒血症状，常可并发结核性脑膜炎，而亚急性慢性血行播散型肺结核在临床上多无明显中毒症状，病情发展亦较缓慢，患者常不自觉，于X线检查时才被发现。

4. 慢性纤维空洞型肺结核（慢纤洞型肺结核）

多由于肺结核未及时发现或者治疗不当所致。如空洞长期不愈，空洞壁逐渐变厚，病灶出现广泛纤维化，病情随机体免疫力高低起伏，病灶吸收、修补与恶化交替发生，称为慢性纤维空洞型肺结核。

由于病灶常有反复的支气管播散，病程迁延，症状亦随之起伏，痰中带有结核菌，为结核病的重要传染源。

5. 结核性胸膜炎

分干性胸膜炎和渗出性胸膜炎两个阶段，可中止于干性胸膜炎阶段，亦可继续发展为渗出性胸膜炎。

当胸腔积液时，可引起患者憋气、呼吸困难，而干性胸膜炎常引起患者患侧胸痛，特别是在吸气时，疼痛明显。临床上可有不同程度的发烧及结核中毒症状出现。

十　结核球及其传染性

浸润型肺结核病灶有渗出、细胞浸润、干酪样（奶酪样）坏死，经过适当的化疗或经自身免疫增强，病灶炎症吸收、消散，周围形成纤维包膜；或病灶空洞的引流支气管阻塞，空洞内干酪物不能排出，形成球形病灶，其直径约 1.5～2.0 厘米大小，称为结核球（或结核瘤）。这些干酪样病灶含菌极少，但不保证趋向愈合，尽管病情相对稳定，暂无传染性，但当机体抵抗力低下，病灶干酪坏死的液化物经支气管系统经口排出，或管型播散，病灶形成空洞时，会有排菌，病情亦会恶化。若结核球经纤维包绕，逐渐失水干燥、甚至钙化，成为残留的结节状病灶，称纤维硬结病灶或临床痊愈。

十一　毁损肺的概述

慢性纤维空洞型肺结核肺组织广泛破坏，纤维组织大量增生，可导致肺叶或全肺收缩，肺功能丧失，称为毁损肺。

十二　结核杆菌的杀灭

结核菌属分支杆菌，生长缓慢，因涂片染色具有抗酸性，亦称抗酸杆菌。此菌对外界抵抗力较强，在阴湿处能生存 5 个月以上，但在烈日下曝晒 2 小时、或 5%～12%来苏儿接触 2～12 小时、或与 70%酒精接触 2 分钟、或煮沸 1 分钟，均能被杀灭。因此，将痰吐在纸上直接烧掉是最简易的灭菌方法。

十三　卡介苗的接种对象及卡介苗接种的临床意义

卡介苗（BCG）是活的无毒力牛型结核菌疫苗，接种对象是未受感染的人，主要是新生儿、儿童和青少年，接种卡介苗可使人体产生对结核菌的获得性免疫力，已受结核菌感染的人，就不必接种，否则有时会产生某种程度的反应。卡介苗并不能预防结核杆菌的感染，但能减轻感染后的发病和病情，其保护力可维持5～10年，卡介苗免疫是“活菌免疫”。免疫效果肯定，但也是相对的。

十四　怀疑肺结核感染应做的检查

怀疑患肺结核的病人应及早到医院接受检查，痰中找到结核菌是确诊肺结核的主要依据。因此，常规痰找结核菌是最简单易行的最有意义的检查，若排菌量多达每毫升10万条以上，直接涂片可呈阳性，若痰菌量较少，可用24小时留痰集菌法查找结核杆菌，亦可用培养法或聚合酶链反应方法检测结核菌，因此留取痰液标本有非常重要的意义。

胸部X线检查，胸部X线检查不但可早期发现肺结核，而且可对病灶部位、范围、性质、发展情况和治疗效果作出判断，是必不可少的检查手段之一。除常规荧光透视和X线摄影外，必要时还可采用点片或特殊体位（加前弓位）摄片、体层摄片等技术。

胸部CT检查有时对于发现较微小的或隐蔽性病变，亦有帮助。

十五　结核菌素试验

疑有肺结核的病人，医生常常嘱其做结核菌素试验。结核菌素试验（简称结素试验），临床上常采用旧结素（OT）试验，或结素的纯蛋白的衍化物（PPD）试验。

在临床上被怀疑肺结核的病人常常需在左前臂屈侧皮内注射

0.1毫升的OT稀释液或PPD稀释液，48～72小时测量皮肤硬结直径，用于判定其阴性或阳性反应，这种试验一般阳性反应仅表示结核感染，并不一定患病，但如用高稀释度作皮试呈强阳性者（有水泡与坏死者或硬节直径在20毫米以上时），常提示体内有活动性结核灶。结素试验对婴幼儿的诊断价值比成年人大。结素试验阴性反应除提示没有结核菌感染外，还可见于以下情况：

*结核菌感染后尚处于变态反应前期（4～8周内）。

*应用糖皮质激素等免疫抑制剂者，或营养不良及麻疹、百日咳等病人。

*严重结核病和各种危重病人对结素试验无反应或仅为弱阳性。

十六　肺结核的治疗

得了肺结核病，应遵照医生的指导，进行系统的抗结核化学药物治疗，这对结核病的控制起着决定性的作用，合理的化疗可使病灶全部灭菌、痊愈。传统的休息和营养疗法只起辅助作用。

化疗原则是指对活动性结核病坚持“早期、联用、适量、规律、全程”用药的十字方针。

化疗方法应依据病情不同而不同，现有的化疗方案是较多的。

十七　常用的抗结核化疗药物

1. 异烟肼，也叫雷米封（H），为全杀菌剂；
2. 利福平（R），全杀菌剂；
3. 吡嗪酰胺（I），为酸性环境中杀菌剂；
4. 链霉素（S），为碱性环境中杀菌剂；
5. 乙胺丁醇（E），为抑菌剂；
6. 对氨水扬酸钠（P），为抑菌剂。

此外还有许多其他抗结核药物。

十八　应用抗结核药物时要注意的一些问题

1. 雷米封

以杀菌力强、可以口服、副作用少、价格低廉为优点，但偶见周围神经炎、中枢神经系统中毒症状、肝脏损害等。因此需要定时复查肝功能。

2. 利福平

可杀灭结核杆菌，本药副作用轻微、但可有消化道不适、流感症候群，有时可发生短暂性肝功能损害、转氨酶升高、黄疸等。病人服用此药后，泪液、尿液成黄红色为正常情况，不必惊慌，但需要遵嘱定时查肝功能。

3. 吡嗪酰胺

其优点为能杀灭吞噬细胞内酸性环境中的结核菌，副作用有高尿酸血症、关节痛、胃肠道反应和肝损害。

4. 链霉素

对结核菌有杀灭作用，成人每日肌注 0.75～1 克，间歇疗法为每周 2 次，此药副反应是对第 8 对颅神经损害，出现眩晕、供济失调、耳鸣、耳聋。此外有肾毒性、过敏反应，但均少见。对老年人、肾功能减损者，应用此药要格外小心。

5. 乙胺丁醇

为结核菌抑菌剂，较少有副作用，有时发生胃肠道不适，剂量过大时可引起球后视神经炎、视力减退、视野缩小、中心盲点、红绿色盲等，停药后多能恢复。

十九　老年肺结核患者服用抗结核药应注意的问题

老年肺结核排菌者并不少见，因此对其早期发现和积极治疗在结核疫情控制方面具有重大意义，化疗基本原则除了与中年人肺结核相同之处外，还应注意如下问题：

1. 老年肺结核复治病例多，其致病菌株对常用抗结核药多有耐药性，必须选用2～4种敏感有效的药物，且疗程要适当延长，一般不少于9～12个月。

2. 老年人肝肾功能降低，用药剂量宜偏小，例如一般最大日剂量：利福平6～8毫克/公斤；异烟肼4～6毫克/公斤，吡嗪酰胺20～25毫克/公斤，乙胺丁醇12～15毫克/公斤为妥，疗程中应严密观察不良反应的发生，一般不用氨基糖甙类药物。

3. 随时注意老年人肺结核的并发症，并及早给以处理，特别需提出的是，有些药物与抗结核药物可能相互作用，影响吸收，降低药效，或增加毒副作用，甚至有配伍禁忌，应格外小心。

4. 由于老年人对自己的病毫不介意，比较偏执，因此应加强监督，治疗不要半途而废。

5. 在老年患者抗结核化疗过程中，要加强营养支持疗法。适当应用某些免疫调节剂，如胸腺肽、转移因子等，有时可提高疗效。

二十　抗结核药一定要联合应用

患有肺结核的病人常需同时应用3～4种抗结核药物，这种联合用药是为增强疗效、减少耐药（细菌对药物应用后产生的对抗作用）、减少毒副作用而设定的。

比如说：单独使用霉米封3个月，痰菌约有70%耐药，而联合用药可使耐药率大为减低。又比如：结核病灶中菌群常包括数种不同生长速度的结核菌，这就需要同时应用多种针对不同生长速度的结核菌的有效药物，才可彻底杀灭结核菌，避免细菌的死灰复燃。由于多种抗痨效果的协同作用，可减少每一种药物的药量，减轻其副作用，实验证明，临床上有规律地每周3次用药（间歇用药），能达到每天用药同样效果，强化阶段（第1～3个月内）可每天用药，其后巩固阶段每周3次间歇用药与每日用药效果同样好。

二十一　抗结核治疗的疗程及用药问题

抗结核用药至少半年，有时长达一年半之久。这需要督导用药，加强防治宣教，取得病人合作。强化阶段每日一次投药可形成血中药物高峰浓度，较每日分次用药疗程为佳，且方便病人，提高病人坚持用药率和效果。巩固治疗阶段常可每周3次间歇用药。同样可取得较好疗效。

二十二　对肺结核病人咯血的处理

肺结核病人常有不同程度的咯血，如为小量咯血（每日咯血量小于100毫升），经过病人安静休息，消除紧张情绪，常可自行停止，必要时可用小量镇静剂、止咳剂。如咯血量较多，应采取患侧卧位，轻轻将气管内存留的积血咳出，必要时要到医院治疗，若咯血量过多，应特别注意保护呼吸道的通畅，若有窒息征象，应立即取头低脚高体位，轻拍背部，以便血块排出，并尽快挖出或吸出口、咽、喉、鼻部血块，必要时行气管插管或气管切开术，以解除呼吸道阻塞。大咯血时的药物治疗需在医生指导下进行。

二十三　肺结核的手术治疗问题

肺结核的病变常散布在两肺，只是在体征和X线照片上可能只发现单侧病变，或一侧有显著病变而另侧病变极为轻微，因此，在肺结核的治疗上，全身及疗养疗法常可使肺结核治愈，较少应用外科手术治疗；尤其是肺结核的早期阶段，不恰当的手术治疗，常可使结核感染扩散、病情加剧，但对于复治的单侧纤维厚壁空洞，长期内科治疗未能使痰菌阴转者，或单侧的毁损肺伴支气管扩张，已丧失功能并有反复咯血或继发感染者，可作肺叶或全肺切除。结核性脓胸和（或）支气管胸膜瘘经内科治疗无效伴同侧活动性肺结核时，宜作肺叶－胸膜切除术。当然，适合手术治疗的患者还必须具备可承受手术的能力，如要具备较好的心、肺、肝、肾功能。

二十四　肺结核病的预防

首先要从控制消灭传染源、切断传染途径入手。由于一个痰涂片阳性病人每年约感染 10～14 人，因此，切断传染链的最有效方法是管理、隔离肺结核病人。病人应给予消毒隔离、督导化疗、定期随访、直至痊愈。这就需要建立和健全各级防痨组织，负责查、治、管、防工作。若与开放性肺结核患者密切接触且结果阳性者，可考虑服用异烟肼每日 5 毫克/公斤，半年至一年，以预防发生结核病。

此外，开展卫生宣教，普及科普知识，改善卫生环境，增强全民体质，更是不可忽视的预防结核病发生的重要措施。

肺间质性疾病

一　肺间质性疾病的概念

1975 年，美国人最早提出肺间质性疾病的概念。20 余年来，许多学者对此进行了大量研究。目前认为，它是一组不同类型的非特异性、非传染性的主要侵犯肺泡壁及肺泡周围组织的肺弥散性疾病，随着病变的进展发生肺间质纤维化乃至蜂窝肺的病理改变。此组疾病总共有百余种，大多数病因不明，发病隐袭呈慢性过程。由于这一组疾病有共同的组织受累及肺功能异常，也有相似的共同的症状、体征和 X 线表现，故常将这类疾病统称为肺间质性疾病，英文简写为 ILD。

一般把此类疾病分为病因已知和病因不明两大类，前者包括矽肺、外源性过敏性肺泡炎、放射线及某些药物导致的肺损伤等；后者包括特发性肺间质纤维化、结节病、风湿性疾病所致肺损伤、组织细胞增多症、肺泡蛋白沉着症、韦格内肉芽肿等。

二　肺间质性疾病的临床表现

如上所述，肺间质性疾病是一组疾病的总称，原发病不同，临床表现可有差异。一般共同的症状可有进行性呼吸困难、胸闷、气促、咳嗽、咳痰、以及低热、乏力、消瘦等。X 线胸片早期表现为毛玻璃样阴影，继之可呈现广泛散在斑点状、结节状阴影，也可呈细网织状纤维化阴影，严重者出现蜂窝肺、肺体积缩小等。近年来应用高分辨和放大 CT，对于早期的肺纤维化及蜂窝肺的诊断很有价值。肺功能检查有不同程度的限制性通气障碍和低氧血症。病理上亦有肺泡炎、肺间质纤维化等共同改变。

三　肺间质性疾病的诊断

和其他许多疾病一样，临床上医生诊断肺间质性疾病需根据多方面材料综合判断，单凭某一项检查指标很难作出诊断。常用的诊断方法如下：

1. 病史

尽管十余年来出现一些新的检查方法，但仍应结合临床病史，如矽肺病人的粉尘接触史。

2. 临床表现

进行性呼吸困难、咳嗽、无力、消瘦、低热等往往可提供诊断线索。

3. 实验室检查

可有血沉增快、免疫球蛋白增高、抗核抗体及类风湿因子阳性等。

4. X线检查

两肺可有广泛散布斑点状、结节状阴影、细网状纤维化、蜂窝肺改变。高分辨CT有助于早期诊断，少数病人肺病理学上有异常，但X线胸片上看不出。

5. 血气分析

动脉血氧分压可下降，尤其是运动时。动脉血二氧化碳分压早期可正常或下降，但晚期往往升高。

6. 肺功能检查

常呈限制性通气障碍，如肺活量和肺总量减低，残气量降低，1秒率升高等，说明无气道阻塞。肺顺应性及弥散功能减退，一氧化碳弥散量可降至正常人的1/2～1/5。

7. 肺活检

近年来采用经纤维支气管镜肺活检法摘取肺组织标本进行病理检查，可获得诊断。不能确诊时，可做局部性开胸，在直视下有选择地摘取较大的肺组织，对病理诊断更有帮助。

8. 其他

尚有支气管肺泡灌洗术、肺放射性核素扫描等，均有助于肺间质性疾病的诊断。

四　特发性肺间质纤维化的临床表现

特发性肺间质纤维化系指病因不明，局限于肺部的弥漫性肺间质纤维化，又称隐原性致纤维化肺泡炎、HammanRich综合征。近年来多数学者认为本病系自身免疫性疾病，可能与遗传因素有关。

依发病急缓，本病可分为急性、亚急性和慢性三型，绝大多数为慢性型。慢性者起病隐袭渐进，病人往往说不出具体的发病日期，主要表现为进行性呼吸困难、胸闷和气促，可伴咳嗽、咳痰、偶有痰带血丝；继发细菌感染时痰呈脓性，可有发热，全身表现可有无力、消瘦、食欲减退、盗汗等。体检：早期肺部可无异常体征，晚期可有呼吸浅速，两下肺可闻及吸气期罗音，50%病人有紫绀和杵状指，还可有右心功能不全的表现，如颈静脉怒张、肝大、下肢浮肿等，最后多死于呼吸循环衰竭。

实验室检查可有红细胞、血红蛋白增高，γ球蛋白增高，抗核抗体及类风湿因子（+），血沉增快等。

其他检查方法尚有胸部X线片、胸部CT、肺功能、支气管肺泡灌洗、同位素肺扫描、肺活检等。医生会根据临床情况加以选用。

五　特发性肺间质纤维化的治疗

迄今为止，人们尚未发现治疗特发性肺间质纤维化的根治手段。目前推荐的首选药物为皮质激素，其次为免疫抑制剂和中草药。继发感染、肺心病、肺性脑病等宜给予相应处理。

在急性病例应用激素可有一定效果，通常选用强的松0.5～1.0毫克/（公斤·天），分3次服用，1～2个月后待主观和客观指标（X线和肺功能）达最佳水平不再继续吸收好转时，可逐渐减量，待减到5～10毫克/天时应维持较长时间，疗程不短于一年。个别病人不能耐受激素治疗或激素治疗无效者，可应用免疫抑制剂如小剂量硫唑嘌呤，或减少激素用量加用硫唑嘌呤。中草药如雷公藤多甙、川芎嗪、丹参等有一定疗效，可作为辅助治疗。

老年病人出现紫绀、杵状指、低氧血症，胸片示广泛纤维化、蜂窝肺者，只给予吸氧等对症治疗，不宜用激素。

当肺部出现继发感染时可应用抗生素，出现肺心病、肺性脑病时可应用机械通气等。

肺移植或心肺联合移植治疗特发性肺间质纤维化，国外已有成功的报道，长期疗效尚在观察中，国内目前尚未开展此项工作。

六 特发性肺间质纤维化的预后状况

特发性肺间质纤维化的治疗十分棘手，迄今尚无特效疗法。文献报道，未经治疗的慢性型特发性肺间质纤维化病人自然病程平均仅为2～4年，应用激素治疗后可延长到6年左右，最长可达15年甚至更长。

急性型很少见，常于6个月内死亡。亚急性型也不多见，可于一年内恶化死亡。

七 继发性肺间质纤维化的常见病因

很多疾病可引起继发性肺间质纤维化，其病理、临床表现、胸部X线变化、肺功能等与特发性者相似。但原发病不同，治疗方法也有区别，故鉴别诊断十分重要。下面略列一些常见的病因。

1. 风湿性疾病

过去称结缔组织疾病，包括类风湿性关节炎、系统性硬化症（硬皮病）、干燥综合症、混合性结缔组织病、系统性红斑狼疮等。

2. 药物性肺间质纤维化

如马利兰、博莱霉素、环磷酰胺、氨甲喋呤、乙胺碘呋酮、普鲁卡因酰胺、苯妥英纳、雷米封、呋喃咀啶等使用不当，可导致肺间质纤维化。

3. 放射性肺炎

一些疾病如肺癌、乳腺癌、食道癌、恶性淋巴瘤等常辅以胸部放射线治疗，剂量过大或疗程过长或防护措施不力等可致放射性肺间质纤维化。

4. 吸入粉尘

如矽肺，外源性过敏性肺泡炎（农民肺等）等。

5. 其他

如结节病、肺泡蛋白沉着症、肺出血肾炎综合征、特发性肺含铁血黄素沉着症、急性呼吸窘迫综合征恢复期等。

八 结节病的定义及临床表现

结节病是一种原因未明的多系统、多器官受累的肉芽肿性疾病，最常累及的是肺及双侧肺门淋巴结，临床上90%以上有肺的改变，其次是皮肤和眼的病变，浅表淋巴结、肝、肾等亦可受累。本病为一种自限性疾病，大多预后良好，有自然缓解的趋势。

结节病缺乏特异性临床表现，约50%～60%病人无任何症状而在健康体检胸部X线检查时发现，约30%～50%病人有咳嗽、咳痰、胸闷、气短胸病等，约三分之一病人有低热、乏力、盗汗、体重减轻等。胸外表现最常见为眼病变，如结膜炎、虹膜睫状体炎、白内障等，皮肤病变也较常见，以皮下结节、结节性红斑等多见。体检常有表浅淋巴结肿大、肝、脾肿大等。

九 结节病的诊断

近年来，有关结节病的诊断方法研究很多，临床常用者如下：

1. 血液检查

血液检查可有贫血，血沉增快，免疫球蛋白增高，血钙、尿钙增高，血清碱性磷酸酶、血清血管紧张素转化酶升高，血清白介素－2受体升高等。

2. OT或PPD试验

OT或PPD试验阴性或弱阳性。

3. X线检查

X线检查常是结节病的首要发现，90%以上的病人有胸片异常，表现为双侧肺门或/和纵隔淋巴结肿大，肺间质纤维化。

4. 胸部CT检查

CT尤其是高分辨薄层CT，可更准确地诊断结节病。

5. 结节病抗原试验

阳性率约80%左右，但因来源困难，近年已倾向淘汰。

6. 支气管肺泡灌洗液检查

表现为灌洗液中淋巴细胞和多核白细胞均明显升高，且辅助性T细胞/抑制性T细胞比值也显著升高。若淋巴细胞>28%，可作为结节病活动期的指标。

7. 活体组织检查

取浅表淋巴结、皮下结节等作病理检查，纤维支气管镜下取支气管黏膜活检及透过支气管壁取肺组织作病理检查等，发现典型非干酪坏死性上皮细胞肉芽肿，抗酸染色阳性是诊断结节病的可靠依据。

8. 其他

同位素肺扫描，肺功能检查等可根据病情选用。

十　结节病的治疗方法

文献报道，结节病有自愈倾向，故其治疗一直是人们争论的焦点。一般认为，多数病人可自行缓解，因此对病情稳定、无症状的病人不主张治疗。凡症状明显的Ⅱ、Ⅲ期结节病及胸外结节病，如眼部结节病，皮肤结节病，血钙、尿钙持续升高，血管紧张素转化酶水平明显增高等可用激素治疗。常用强的松30～60毫克/日，4周后逐渐减量为15～30毫克/日，维持量为5～10毫克/日，维持一年或更长。

其他治疗药物尚有氯喹、氨甲蝶呤、硫唑嘌呤、环孢菌素A、雷公藤等可供选用。

十一　结节病的预后状况

结节病的预后与病情有关。急性起病者，经治疗或自行缓解，预后良好。而慢性进行性、侵犯多个器官及肺广泛纤维化等则预后较差。国外专家曾对一组结节病人进行了长达15年的跟踪观察，结果发现80%Ⅰ期结节病5年后自行消退，70%Ⅱ期病人也可好转，20%～25%病人进行性恶化，出现永久性肺损伤，5%～10%死亡。死亡原因多为肺间质纤维化所致的呼吸衰竭和慢性肺心病。

十二　韦格内肉芽肿的临床表现

1936年国外专家首先详细描述了本病的临床表现，其后国内屡有报道。根据病变范围，可分为周身型和局限型，前者病变以上呼吸道、肺脏和肾脏为主；后者病变仅限于上呼吸道和肺脏，比较多见。

上呼吸道症状包括鼻分泌物增多、鼻咽黏膜溃疡、鼻中隔穿孔、鼻窦炎等。

肺部症状表现为咳嗽、咳痰、咯血、胸痛、呼吸困难等。

肾脏表现为血尿、蛋白尿等，其他尚可有皮下结节、关节痛、心包炎、神经炎、结膜炎等。

全身症状有不规则发热、乏力、食欲减退、体重下降等。

X线检查可有肺内结节状阴影、片状阴影、胸腔积液、肺不张等。化验检查可有贫血、血沉增快、免疫球蛋白增高等。周身型可有尿素氮、肌酐升高。近年来发现78%的韦格内肉芽肿病人周围血中抗中性粒细胞胞浆抗体阳性。确诊靠鼻、咽或肺、肾等病变部位的活组织检查。

十三　激素在肺间质疾病治疗中的价值

激素是肾上腺糖皮质激素的简称，临床上常用的有强的松、氢化可的松、地塞米松、甲基强的松龙等，目前用于肺间质疾病的主要是强的松。

强的松治疗特发性肺间质纤维化有一定效果，慢性型常规起始剂量为30～60毫克/日，分3次服用，待病情稳定后可逐渐减量，减至5～10毫克/日时应维持较长时间，疗程不短于一年。

强的松仍是目前治疗结节病的首选药物。对症状明显的Ⅱ、Ⅲ期结节病及胸外结节病均应给予强的松治疗，每天用量为30～60毫克，一次顿服或分次服，病情好转（约4周）后减量，维持量为5～10毫克，每日1次，维持一年或更长。

强的松也是治疗韦格内肉芽肿的有效药物，初期可用较大剂量 40～60 毫克/日，病情平稳后可减量。宜注意同时加用环磷酰胺或硫唑嘌呤。这二类药物合用可使 90%以上的病人病情获得完全缓解。

其他肺间质性疾病如风湿性疾病、特发性肺含铁血黄素沉着症、肺出血－肾炎综合症、药物性肺间质纤维化等亦可用激素治疗。

激素有很多副作用，如高血压、糖尿病、满月脸、骨质疏松、继发感染等，宜在医生指导下应用。

自发性气胸

胸膜腔内有空气存在称为气胸。由于肺实质和脏层胸膜破裂而引起的胸膜腔内有空气存在叫做自发生气胸。本病是一常见内症急症，其性别分布虽因病因不同而有差别，但总体男性多于女性（5∶1），可发生于任何年龄，不同病因发病年龄有明显差别，20～40 岁的高发病与胸膜下气肿症有关，而 60 岁以后的第二个发病高峰与阻塞性肺气肿性肺大疱密切相关。

一　自发性气胸的病因

随着医学的发展，自发性气胸的病因学正在发生着变化。最初结核病是气胸的常见病因，结核病被有效控制后，发病率下降，人类寿命延长，老年人中慢性阻塞性肺气肿引起的自发性气胸增加。

1. 肺尖胸膜下小气肿疱破裂和胸膜发育不全

此种原因引起的自发性气胸多见于瘦长体型的 20～40 岁男性，常无其他呼吸道疾病史，过去胸片上不易发现病变，称为“特发性气胸”。胸片或是胸部 CT 片可发现胸膜下小气肿疱的存在，直径多小于 1 厘米，也可有较大的气肿疱，破裂后空气进入胸膜腔。当远离脏层胸膜的气肿疱破裂时，空气先进入肺间质，沿血管、支气管周围进入纵隔，在纵隔气体积聚到相当高的压力时，可使纵隔胸膜破裂，空气进入胸膜腔；少数情况是由于脏层胸膜（常在肺尖）先天性发育不全，使肺泡与胸膜腔间存在裂隙，产生缓慢的胸膜腔积气。

2. 肺气肿性大疱

此种原因多见于 40 岁以上男性，常有慢性咳嗽，长期吸烟史，是老年人气胸的常见原因。由于气道阻塞（如慢性阻塞性肺疾病）使肺泡过度充气，久之伴以肺泡壁破坏，肺泡破裂融合成肺大疱，一旦邻近脏层胸膜的大疱内压升高，大疱破裂，引起气胸。

3. 肺结核

虽然近年结核病的发病率及严重程度均有降低，由其引起的自发性气胸逐渐减少，但在儿童中肺结核引起自发性气胸者仍占相当高的比例，仅次于化脓性肺部感染。产生气胸的机制：

* 结核性纤维瘢痕收缩，小支气管扭曲、阻塞，形成局限性气肿疱的破裂；

* 活动性肺结核空洞直接破裂；

* 一侧严重结核和毁损肺、对侧代偿性肺气肿，一旦支气管感染、阻塞，可引起过度充气的肺泡破裂。

4. 月经性气胸

发生于经期前、后 24～48 小时，首次多见于 20～40 岁，右侧多见。发生机制尚不完全清楚，可能有以下原因：

* 经膈肌缺陷的先天通道，空气进入胸膜腔；

* 胸膜下气肿疱破裂；

* 腹腔子宫内膜异位症；

* 前列腺素产生的细支气管阻塞导致肺泡破裂。

5. 其他

(1) 感染

金葡萄性肺炎引起的自发性气胸常见于儿童，尤其是接受激素治疗者，多由于肺气囊破裂而引起。肺脓肿空洞破裂引起的脓气胸、真菌感染发生的自发性气胸已少见。

(2) 恶性肿瘤

肺癌可由于小支气管阻塞使远端形成的气肿疱破裂、癌性空洞直接破裂以及胸膜癌转移灶而引起自发性气肿，多同时合并血性渗液（或血气胸）存在。淋巴瘤引起的自发性气胸多因放疗后放射性肺炎或肺纤维化所致。

二　自发性气胸的诱因

气胸的发生与体力活动轻重并不完全一致，正常生理节奏或无体力活动也可发生，甚至在某种特殊的非强体力性作用力下也能引起气胸，如打哈欠、举臂等。凡增加胸内压，均可诱使自发性气胸的发生。正常胸腔内压力为－0.4～－1.4 千帕，正常肺泡破裂所需压力为 7.8～13.7 千帕，但病变的肺泡和大疱承受的压力远远小于正常肺泡，所以在内压突然增加时，将导致破裂。

如剧烈咳嗽、用力加腹压可使肺泡内压升高，导致大疱破裂；呼吸道感染引起区域性气道阻塞，该部位的肺泡内压升高；支气管严重痉挛或痰栓，如哮喘持续状态时发生的自发性气胸；机械通气时气道压力超过肺泡所能承受的压力时均可并发气胸。

三　自发性气胸包括的类型

不同类型的气胸病因及临床表现不同，治疗上也有区别。

1. 闭合性气胸（单纯性气胸）

肺受胸膜腔内气体压迫而萎陷，使破口闭合不再漏气，胸膜腔内压力虽为正压，但一般不太高，抽气后压力下降，观察数分钟压力不再升高。病因常由于胸膜下气肿疱破裂。

2. 开放性气胸

实际上是支气管胸膜瘘，破口始终开放，随呼吸空气自由出入胸膜腔，胸膜腔压力接近大气压力，抽气后压力不变。此种类型气胸较少见，多由于肺严重病变，在破口周围形成纤维化的牵拉作用，在呼吸周期中产生纵隔摆动，严重影响呼吸、循环生理。

3. 张力性气胸（高压性气胸）

破口形成单向活瓣，吸气时胸膜腔内压力降低，活瓣开放，空气进入；呼气时压力升高活瓣关闭，空气不能逸出，胸膜腔内气体逐渐增加，压力逐渐升高，抽气后虽可短时降低，但不久再度升高。此型为常见内科急症，常见于肺气肿性大疱破裂。胸膜腔内持续正压可引起呼吸循环功能严重障碍，甚至产生缺氧和休克。可合并纵隔气肿。

四　自发性气胸的临床表现

自发性气胸多为单侧，双侧同时发生者仅占10%。

1. 症状

（1）呼吸困难

严重程度与气胸发生的快慢、类型、肺萎陷程度和基础肺功能有密切关系。单侧闭合性气胸，尤其是肺功能正常的青年人可无明显的呼吸困难，甚至肺压缩达80%～90%也无碍活动，上楼时稍感气短。而张力性气胸或原有阻塞性肺气肿的老年人，即使肺压缩只有20%～30%，可有明显呼吸困难。

（2）胸痛

常表现为突然出现的尖锐持续性刺痛或刀割痛，吸气加剧，多在前胸、腋下部，可放射到肩、背、上腹部，持续性胸骨后疼痛提示纵隔气肿的存在。在严重呼吸困难时疼痛常被掩盖。

（3）刺激性干咳

由气体刺激胸膜产生，多不严重，无痰或偶有少量血丝痰，来自肺破裂部位。

2. 体征

（1）呼吸增快、发绀：多见于张力性气胸，如有大汗、四肢厥冷、血压降低等休克表现，应警惕血气胸的存在，需注意贫血貌、胸腔积液等体征。

（2）气管、心脏向健侧移位：左侧气胸时心脏浊音界和右侧气胸时肝上界均消失。颈、胸部，甚至头和腹部可有皮下气肿出现。

（3）胸部体征：患侧呼吸运动减弱，肋间膨出，叩诊呈鼓音，呼吸音明显减弱或消失。在小量胸膜腔内积气时患侧呼吸音减弱是唯一可疑诊断气胸的体征。左侧气胸时可在左胸骨缘处听到与心跳一致的咔嗒音或高调金属音，称为Hamman征，左侧卧位和呼气时最清楚，有时气胸吸收肺复张时也能听到。产生原理：心跳挤压纵隔或左胸膜腔内的空气，或者由于心跳使分开的脏壁层胸膜突然接触。

五　自发性气胸的X线检查

气胸的胸片上显示无肺纹理的均匀透亮区的胸膜腔积气带，其内侧为呈弧形的线状肺压缩边缘。小量气胸拍深呼气胸片，积气带更清楚，或拍病人健侧卧位胸片，可见患侧胸膜腔内有与胸壁平行的积气带。可有液气胸存在，积液多为少量，如大量时应警惕血气胸的存在。气管、心脏可向健侧移位，同侧膈下降，并发纵隔气肿时，纵隔及皮下显示积气影。

六 自发性气胸的治疗方法

1. 一般处理

各型气胸病人均应卧床休息，限制活动，肺压缩＜20％时不需抽气。可给予镇咳、止痛对症治疗，有感染存在时应视情况选用相应抗菌素。

2. 急性气胸的处理

抽气减压，促进肺尽早复张是气胸急症处理的关键。

（1）抽气

肺压缩＞20％的闭合性气胸，尤其是肺功能差的肺气肿病人，抽气是迅速解除呼吸困难的首要措施，张力性和开放性均应积极抽气。

（2）部位

应在积气最多处，通常无胸膜粘连时多在锁骨中线第 2、腋前线第 3 前肋间，也可在腋中线 3～4 肋间，以便于护理及病人床上活动。

（3）方法

简易法：用注射器及普通针头进行抽气，或用消毒指套扎在针头的针栓上，指套端剪小孔，针头插入胸膜腔，借助呼气胸腔压升高将气体从指套排出，吸气胸腔为负压，指套闭合空气进不到胸腔。此法适用于急救，也便于病人运送。

闭式引流：适用张力性气胸。水封瓶中不再有气泡逸出，且玻璃管中液面不波动，观察 24～48 小时病情无变化，胸片证实肺已复张，即可拔管。

持续负压吸引：闭式引流持续 1 周以上仍有气泡逸出，说明破口未愈合，应加用负压吸引，以利肺复张闭合破口。

3. 外科治疗

合适的外科治疗不仅能加快治愈气胸，利于早日肺复张，而且可以确切了解自发性气胸的基础病变，以便采取可靠的根治性治疗措施，防止复发。

(1) 手术适应症

＊开放性气胸：手术能切除破口周围瘢痕粘连，修复胸膜瘘。

＊慢性气胸：经内科正、负压引流正规治疗3个月以上，破口仍不愈合者。

＊复发性气胸。

＊血气胸。

(2) 手术方法

原则是尽量保存功能肺组织并兼顾基础病变的根除。

4. 胸膜粘连术

胸膜腔内注入硬化剂，产生无菌性炎症，使胸膜广泛粘连，闭锁胸膜腔防止气胸复发。

七　自发性气胸的预后状况

预后取决于原发病、肺功能情况、气胸类型、有无并发症。早期及时处理预后良好，闭合性气胸90%可治愈。

肺　　癌

一　肺癌的病因

肺癌是当前世界各国常见的恶性肿瘤之一，病因尚不明确，目前大量研究结果表明与下列因素有关。

1. 吸烟

根据国内外多次调查结果，目前吸烟是引起肺癌的一个重要因子已得到公认。80%～90%男性肺癌，19%～40%女性肺癌与吸烟有关，且危险性随开始吸烟年龄、吸烟量及持续年限增加，戒烟可使肺癌发病率下降。纸烟中含有多种致癌物质如苯并芘、亚硝胺等。研究发现吸烟与鳞癌关系密切。

2. 职业性因素

*无机砷研究发现，长期暴露于砷化物可引起的肺癌，以未分化癌为多，鳞癌次之。

*石棉短纤维石棉粉尘致癌力较强，具有引起胸膜间皮瘤及肺癌作用。其中以鳞癌、未分化癌多见，其次为腺癌。

*铬、镍、铍等多种金属、非金属化合物均有致癌作用。

3. 电离辐射

肺脏对射线敏感，长期或大剂量电离辐射可引起肺组织癌变。

4. 空气污染

长期吸入受致癌物污染的空气可致肺癌。包括室内污染，如被动吸烟、燃料燃烧、烹调中产生的油烟及室外污染如各种工业废气、汽车废气、建筑中沥青等物质使用等。其中的主要致癌物为苯并芘。

5. 遗传因子异常

近年来研究结果表明，人体肺癌的发生与某些癌基因活化及抑癌基因丢失有一定关系。

二　肺癌的临床表现

肺癌的临床表现与肺癌发生部位、病理类型及进展程度有关。5%～15%患者发现有肺癌时可无临床症状。常见症状包括以下几种：

1. 咳嗽

为肺癌患者最常见早期症状。多呈刺激性干咳或咳有少量白黏痰，肿瘤增大引起支气管狭窄时咳嗽加重，多为持续性，呈高调金属音。

2. 咯血

常表现为持续或间断反复少量血痰。

3. 胸痛

为肿瘤侵犯胸膜所致。表现为不同程度的不规则胸痛。

4. 胸闷、气急

肿瘤引起支气管狭窄或肿瘤造成大量胸水时可有胸闷、气急表现。

5. 发热

为肿瘤坏死引起癌性发热或肿瘤引起继发性肺炎所致。抗生素治疗效果欠佳。

6. 喘鸣

当肿瘤引起支气管部分狭窄时，可导致局限性喘鸣音。

7. 体重下降

消瘦为肿瘤常见症状之一。主要受肿瘤毒素、消耗、感染、食欲减退等因素影响，为其晚期常见表现。

8. 肿瘤局部、远处播散引起症状

肿瘤压迫食管可致吞咽困难；压迫喉返神经可导致声音嘶哑；压迫上腔静脉可致头面部、颈部、上肢水肿；转移至脑、肝、骨骼时可产生相应症状。

三　肺癌的肺外表现

肿瘤作用于肺外器官引起的肺外表现又称付癌综合征。有下列表现：

1. 肺原性骨关节增生

多侵犯上、下肢长骨远端。出现杵状指（趾）和肥大性骨关节痛。病变区软组织有肿胀、压痛，肿瘤切除后症状可缓解。

2. 内分泌紊乱症状

如植物神经功能亢进：表现为单侧胸部、上肢出汗或皮肤潮红、心悸等；如分泌抗利尿激素，可表现为食欲不振、恶心、乏力、嗜睡、定向力障碍等水中毒表现；如分泌促性腺激素可引起男性乳房发育，常伴有肥大的骨关节痛；分泌甲状旁腺激素可引起烦渴、多尿、高血钙等；分泌肾上腺皮质激素可引起柯兴氏综合征，表现为肌力减退、浮肿、肥胖等。

3. 神经肌肉综合症

包括小脑皮质变性、周围神经变性、重症肌无力等。

4. 其他

如黑色棘皮症、皮肌炎、硬皮症、栓塞性静脉炎、贫血、播散性血管内凝血等。

四　肺癌的早期诊断

肺癌的早期诊断主要取决于两方面因素：

1. 病人对肺癌知识的了解程度。发现有可疑症状要及早检查。

2. 医务人员对肺癌早期征象的警惕性，避免漏、误诊。

除对于生活在肺癌高发区或有高危因素人群做定期排癌检查外，对于年龄在40岁以上，长期重度吸烟（>20支/日×20年）有如下情况者应予重视，并进行积极排癌检查：

＊无明显诱因刺激性干咳2～3周，治疗无效者。

＊原有慢性肺部疾患，咳嗽性质近期改变者。

＊持续、反复痰中带血无其他原因可解释者。

＊反复同一部位出现肺部炎症者。

＊原因不明肺脓肿，抗炎治疗效果不显著者。

＊原因不明的四肢关节疼痛及杵状指（趾）者。

＊X线上局限性肺气肿或肺不张者。

＊X线上孤立圆形阴影和单侧肺门阴影增大者。

＊无中毒症状的胸腔积液，尤以血性进行性增加者。

五 肺癌的传染问题

肺癌是否传染一直是人们普遍关心的问题。目前研究表明，肺癌的播散方式有3种途径，即经淋巴道、血液及种植性转移。前2种方式主要局限于自身转移，而种植可在自身或异体接种下发生。异体接种多见于人为将肿瘤细胞接种于免疫力被抑制或低下的动物中，用于实验研究，而对于人与人之间异体肿瘤接种，一方面机会极少；另一方面由于受到受体免疫力的影响，肿瘤细胞存活的可能性甚微，可以说肿瘤出现传染的可能性极小。

六 肿瘤与遗传的关系

迄今为止，肿瘤与遗传有一定相关性的证据越来越多。那么是否说明肿瘤可以世代相传？研究发现，几乎所有各种肿瘤细胞中均可观察到不同的可遗传的原癌基因——致癌基因，同时细胞中还存在有可遗传的抑制癌细胞生长的抑制癌基因。致癌基因能否导致癌变还取决于环境致癌因子以及其他内因包括抑癌基因、生长因子等。肿瘤是一种多原因、多阶段及多种突变所致疾病，是遗传与环境相互作用的结果。肿瘤的遗传并非像一般遗传病那样在家系中代代相传，而是一种肿瘤倾向性的遗传。

七 肺癌的检查方法

目前肺癌的检查方法主要有以下几种：

1. 痰脱落细胞检查

是一种细胞学检查方法，阳性具有诊断意义。

2. 胸部X线检查

包括胸透，普通正侧位胸片是发现肺可疑病变的重要方法。为进一步明确肿物形态、部位范围，了解肺门淋巴结情况和支气管阻塞情况，可选用高压摄片，体层摄片。

3. 胸CT

可以发现普通胸X线不能显示的解剖结构，特别对位于心脏后、脊柱旁沟和肺尖、近膈面等部位肿瘤有帮助，同时还可分辨有无肺门、纵隔淋巴结肿大及对周围器官、血管有无侵犯。

4. 核磁共振

诊断价值同肺CT，适用于以下情况：临床确诊肿癌，需进一步了解肿瘤部位、范围，特别是了解肺癌与心脏、大血管、支气管、胸壁关系，评估手术切除可能性；胸片及胸CT正常但高度可疑肺癌者；了解肺癌放疗后肿瘤复发与肺纤维化情况。

5. 纤维支气管镜检查

为确定肺癌病理诊断的主要方法之一，除可直视气管、支气管内有无异常表现外，还可进行刷检，甚至经支气管肺活检进行细胞学或组织学检查。

6. 开胸手术检查

适用于高度怀疑肺癌，经各种检查不能确诊者，应及时开胸探查，以免贻误手术时机。

7. 化验检查

包括体液、组织中一些相关抗原、酶的检查。

八　痰检脱落细胞对肺癌的诊断价值

1. 痰检的优点

因原发性肺癌起源于气管、支气管上皮，肿瘤细胞会脱落于管腔随痰液排出，同时因其方法简便、易行、患者安全无痛苦，痰液细胞学检查已被广泛用于肺癌诊断。有文献报导，痰检阳性率为81.6%。中央型肺癌痰检癌细胞的阳性率高于周围型肺癌。有些无症状、胸片正常的早期肺癌，痰检癌细胞亦可有阳性表现。如能早期进一步检查确诊并做相应治疗，病人长期存活率很高。

2. 痰检的缺点及局限性

(1) 假阴性

据文献报导，有15%～25%的假阴性率。特别是对周围型肺癌，因其发病部位远离大支气管，肿瘤细胞不易排出。

(2) 假阳性

有0.5%～2.5%假阳性率。主要由于痰中含有多种细胞成分如脱落上皮、炎性细胞等，一些形态异常细胞有时会被误认为是肿瘤细胞。减少假阳性的方法，至少两次痰检阳性才有意义，同时需排除上呼吸道肿瘤。

（3）痰检瘤细胞进一步病理分型不够准确

有文献报导，痰检分型的符合率为70%～85%，原因为痰液中脱落细胞数不多，且缺少肿瘤结构。

九　肺部X线对肺癌诊断的价值

胸部X线对肺癌诊断具有重要价值，是发现肺癌的重要方法之一。常见X线检查有以下几种：

1. 正侧位平片

可发现肺部肿块或可疑阴影。

2. 体层摄片

包括病灶或大气管摄片，进一步明确肿块形态、部位，了解肺门和纵隔淋巴结的肿大情况，以及支气管的阻塞程度。

X线检查属于影像学范畴，对肺内肿物的性质只能进行推断，不能最后定论，常需结合其他检查以明确诊断。

十　胸部CT检查对肺癌诊断的价值

目前胸部CT检查在肺癌诊断中已得到广泛应用，具有高分辨率，且能同时检查肺、纵隔情况，与普通X线相比，CT扫描可以显示出胸片上易于重叠的部位，如心影后、肺门、脊柱旁等区域情况；通过CT值测定区分不同部位软组织影；对于一些可疑肺门病变而普通胸片未能显示者，借助CT检查有可能发现管腔内或肺部微小病变；最后通过CT检查可以了解肿瘤在胸内或远处转移情况。

十一　肺癌病人要进行纤维支气管镜检查的原因

纤支镜检查做为明确肺癌诊断的有效方法之一目前已在临床广泛应用。主要因为通过纤支镜检查不仅可以直接观察到肿物大小、部位，同时通过活检进行病理学检查，而且通过观察声带活动度、隆突活动度、管腔内有无受压等来推测手术治疗的可能性，并对术式选择有指导意义。有文献报导90％～100％中央型肺癌患者可以通过纤支镜检查取到病理组织从而确诊。有些气管、支气管或黏膜下病变亦可在纤支镜下做吸取活检病理检查以明确诊断。

十二　肺癌的分型及其意义

肺癌的分型包括大体分型及组织学分型。

大体分型根据肿瘤发生部位可分为中央型、周围型及弥漫型；根据肿瘤肉眼分型为管内型、管壁浸润型、结节型、块型和弥漫型。

组织学分型为小细胞癌、鳞癌、腺癌、大细胞癌。

目前国际上倾向将肺癌粗分为小细胞肺癌及非小细胞肺癌。肺癌的生物学行为相差很大，其中小细胞肺癌显著不同于其他病理分型，它具有恶性程度高，易早期发生广泛远处转移，生存期短的特点。但本型肺癌对化疗、放疗敏感度高。根据肺癌生物学行为分型对肺癌的治疗方案及预后有指导意义。

十三　肺癌治疗的原则

目前肺癌治疗总原则以手术为主、辅以放疗、化疗及免疫调节剂、中药综合治疗。不同分型分期治疗原则不同。

1. 小细胞肺癌

文献报导，小细胞肺癌70％～90％病人确诊时已有淋巴结或远处转移，故目前倾向治疗原则以全身化疗为主，辅以手术或放疗。对于无远处转移的局限型小细胞肺癌，目前应用较多的为交替化疗、放疗治疗，并保留手术做为处理化、放疗后残留灶的手段；而对于有远处转移的广泛期小细胞肺癌治疗则以化疗为主，经化疗后疗效较佳者可做局部残留肿瘤的补充放疗。

2. 非小细胞肺癌

文献报导确诊时70％～80％病人属中、晚期。治疗原则随确诊时分期不同而不同。早期患者只要无手术禁忌以手术根治为目标，对于术中淋巴结病理有转移者术后建议化疗辅助治疗；中期非小细胞肺癌经 X 线、CT 等证实病灶有可能切除者，力争手术根治，术后选择性放、化疗；对于晚期患者主要使用全身化疗，辅以中药及免疫治疗。

十四　肺癌手术适应症

手术是治疗肺癌最有效的方法，根据国际肺癌会议通过的肺癌分期，Ⅲa 前患者如无心、肺、肝、肾功能不全均可予以手术治疗。其具体适应症为：肺内肿瘤，经 CT、核磁扫描等表明心脏、大血管、气管、气管隆突、食管、椎体无受累表现、无恶性胸水、无对侧肺门、纵隔淋巴结及斜角肌、锁骨上淋巴结受累、未发现有肿瘤远处脏器转移者。

十五　肺癌放疗适应症

放疗可分为根治性和姑息性放疗两种。

根治性放疗适用于病灶局限且有手术禁忌不便手术者。

姑息性放疗目的在于抑制肿瘤发展，延迟肿瘤扩散和缓解症状，对缓解转移灶症状有肯定疗效。

放疗对小细胞肺癌疗效较好，其次为鳞癌、腺癌。

除外以下情况者可考虑放疗：

＊有严重心、肺、肝、肾功能不全者。

＊严重阻塞性肺气肿。

＊一般情况太差，生活不能自理者。

十六　肺癌放疗的副作用

放疗重要副作用有以下几方面：

1. 食管损伤

常见为急性放射性食管炎，多出现于放疗后 2 周左右，以进食疼痛或胸骨后疼痛为表现，后期食管损伤少见。

2. 肺损伤

常见有急性放射性肺炎，多见于放疗后6周左右，表现为刺激性咳嗽、气促、高热、胸闷、气急，常伴有肺部感染；后期肺放射线损伤表现为肺纤维化，博来霉素等放疗药会加重肺损害。

3. 心脏损伤

放疗期间发生的放射性心脏损伤表现为心电图ST段改变以及心肌收缩力减弱；后期表现为心包炎，尤其是与阿霉素同时使用，可加重心脏损伤。

4. 脊髓炎

主要为后期损伤，发生于放疗后2年以上，表现为横断性截瘫。

十七　可进行化疗的群体

近10余年来，化疗在肺癌治疗中起到越来越重要作用。化疗对小细胞肺癌疗效显著，鳞癌次之，腺癌疗效欠佳。一般认为只要病人一般情况尚可，血象、肝肾功能正常．无严重并发症的各期小细胞肺癌病人及失去手术机会或术中发现有淋巴结转移的非小细胞肺癌病人均可进行化疗。

十八　肺癌化疗的方案

肺癌化疗方案随病理分型而不同，研究结果表明联合化疗有效率及生存率明显优于单药化疗。

对于小细胞肺癌化疗，多年来联合化疗方案层出不穷。80年代首选CAV方案（环磷酰胺，阿霉素，长春新碱），随着Vp—16发现，EP（Vp—16，顺铂）方案的使用增多，近几年由异环磷酰胺取代环磷酰胺、卡铂取代顺铂及卡铂与Vp—16、异环磷酰胺、新药联用亦渐有文献报导，且有很高疗效。目前交替联合化疗的使用已被非常规使用。

对于非小细胞肺癌化疗，目前多采用顺铂及丝裂霉素的联合化疗，如CAP（环磷酰胺，阿霉素，顺铂），MAC（丝裂霉素，阿霉素，环磷酰胺）等，现非小细胞化疗方案仍属研究性质。

十九　化疗的毒副作用

化疗毒副作用包括近期与远期毒性。

近期毒性主要表现为恶心、呕吐、腹痛、腹泻等消化道症状，以及骨髓抑制、黏膜炎、心脏神经毒性、脱发等。

远期毒性主要表现在各脏器损害，如心肌病、肺纤维化、肾硬化萎缩、肝纤维化、神经系统轴索退化以及全身免疫功能抑制，甚至致畸作用诱发肿瘤等。

二十　肺癌病人的预后状况

肺癌病人病理分型不同预后不同。

小细胞肺癌因恶性程度高，易发生早期广泛远处转移，故生存期短，未治者平均生存期局限型 12 周，广泛期 5 周，但小细胞肺癌对化疗、放疗敏感，经多种方法联合治疗，5 年生存率局限期为 5%～15%，广泛期为 0～1%。

非小细胞肺癌临床确诊 20%～30%属早期，40%～50%属Ⅲ期，30%属Ⅳ期。对于早期可手术者，预后较好，3 年生存率 60%～90%；Ⅲ期患者疗效欠佳，能做手术者 5 年生存率20%～30%，不能手术者 5 年生存率仅为 5%～6%；Ⅳ期患者预后极差，多数患者于数月内死亡。

总之，肺癌的早期诊断是提高治疗效果的有效途径，但临床上 80%以上肺癌患者确诊时已属于中、晚期，故总疗效欠佳。

肺 栓 塞

一　肺栓塞和肺梗塞

肺栓塞又称肺动脉栓塞，是内源性或外源性栓子堵塞肺动脉或其分支引起的肺循环障碍的临床和病理综合征。

肺梗塞是指肺动脉栓塞后发生肺出血或坏死称肺梗塞。

二　肺栓塞的发生以及和一些疾病的关系

肺栓塞的栓子多为血栓，而脂肪栓塞，空气栓塞，羊水栓塞，癌栓比较少见。

栓子经常来自下肢或盆腔静脉系统，也可来自其他体静脉和右心房室，通过心室收缩，将栓子随血液泵入肺动脉，嵌顿于肺动脉或其分支，形成肺栓塞。此外，羊水和骨折后的脂肪栓子，或癌栓亦可经过体静脉系统而栓塞肺动脉。总之栓子是通过人的循环经路（血流方向见图 3）而栓塞在逐渐变细的肺血管系统的。而静脉血栓形成的原因可能与血流停滞，血液高凝状态及血管壁损伤等因素有关。因此，凡能引起上述病理改变的疾病，如慢性心肺疾患（风心病、肺心病）、血液病（如真性红细胞增多症）、下肢静脉病、手术后、创伤（包括软组织挫伤）、骨折、恶性肿瘤等病症均可成为肺栓塞的病因。除此之外，对于那些长期卧床不活动、肥胖症、妊娠期妇女，或口服避孕药妇女亦可成为肺栓塞的危险人群。

三　肺栓塞的常见性和多发性

肺栓塞是常见病、多发病。特别是随着人们生活水平的提高，饮食结构、生活习惯的改变，肺栓塞越来越引起临床医师及中老年人的关注。

美国每年新发肺栓塞患者约 70 万之多（其中约 20％死亡），占心血管疾病的第 3 位，仅次于冠心病和高血压；其死亡率仅次于肿瘤和心肌梗塞，占全死因的第 3 位，是西方国家重要疾病之一。我国虽尚无确切的流行病学调查资料，但根据中科院、中国

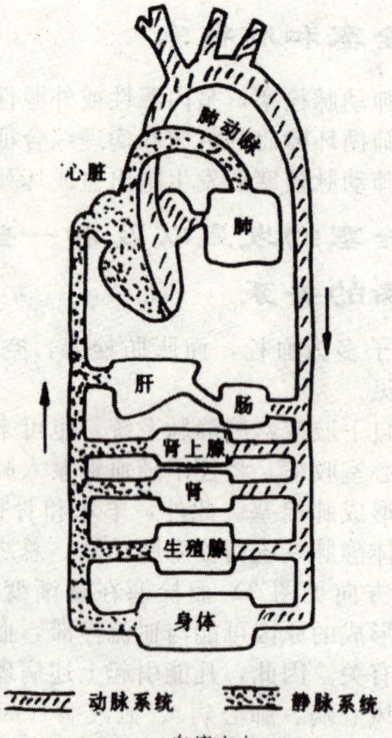

图 3　人的循环经路

协和医科大学、阜外心血管病医院 900 余例心肺血管尸检资料证实，较大血栓堵塞占 11%，就此可见一斑。这还不包括易于并发肺栓塞的其他基础疾病，如血栓性静脉炎、外伤、手术、恶性肿瘤等。因此，我国肺栓塞并非少见，特别是并发于心肺血管疾病者相当常见，应提高警惕。

四　肺栓塞患者的临床表现

肺栓塞患者临床表现多种多样，主要取决于堵塞的肺段数，堵塞的肺段数少，可使病情隐匿、缓慢；而堵塞的肺段数多，可突然死亡，或病情急骤，出现急性肺原性心脏病症状。不论发病急、缓、重、轻，临床上常见的症状有：

1. 呼吸困难（84%～90%）：尤其在活动后明显。

2. 胸痛（88%）：可表现为吸气后胸痛，亦可表现为类似心绞痛样疼痛。

3. 惊恐（55%）。

4. 咳嗽（53%）：多为干咳、少痰、可伴有喘息。

5. 咯血（30%）：常提示肺梗塞存在，多在梗塞后 24 小时内发生。咯血量不多，多为鲜红色，数日后变为暗红色。

6. 晕厥（13%）：常发生于大面积肺栓塞患者，其主要原因系由于肺栓塞、脑供血不全所致。临床上典型的肺梗塞三联症患者（呼吸困难、胸痛及咯血）才不足 1/3。此外肺栓塞病人还可有发烧、低血压、休克、心脏血管方面的异常体征。

五 确诊肺栓塞应做的一些检查

疑有肺栓塞患者，除了及时请医生体检外，还需做一些实验室检查，这对于诊断及治疗是必不可少的。

1. 胸部 X 线检查

部分患者可表现完全正常。亦可发现肺周围浸润性阴影，或栓塞部位肺血管纹理减少，或肺动脉高压和右心功能不全的 X 线特点。

2. 心电图检查

可有心电轴，或“肺性 P”波；S_{I}、Q_{II}、T_{III}型；右胸前导联Ⅱ、Ⅲ、aVF 导联 T 波倒置或低平以及 S—T 段下降，完全性或不完全性右束支传导阻滞的表现；由于肺栓塞者心电图多为一过性的，故需要动态观察心电图才更有意义。

3. 动脉血气检查

当肺血管床堵塞 15%～20%时，出现低氧血症。93%患者有低碳酸血症，即二氧化碳分压（$PaCO_2$）＜5.3 千帕（40 毫米汞柱）。

4. 放射性核素肺扫描

包括肺灌注扫描及肺通气扫描，这是安全、无创及有价值的肺栓塞诊断方法。此项检查对确定肺栓塞的诊断及栓塞范围大小，有其重要的意义，同时亦可用于观察治疗效果。

5. 肺动脉造影

是诊断肺栓塞唯一可靠的方法。特别是数字减影血管造影是经过计算机处理的显影方式，此项检查相对比较安全。但由于肺动脉造影为有创检查，致残率为1%，死亡率约为0.01%～0.5%，因此，在决定实施肺动脉造影前，应权衡利弊，慎重考虑，特别是对那些并发肺动脉高压的肺栓塞患者。

除上述检查外，尚可做下肢深、浅静脉造影及血管超声多普勒检查，超声心动图、肺功能检查，以协助诊断。

六　肺栓塞的治疗

肺栓塞的治疗目的是使患者渡过危急期，缓解栓塞引起的心肺功能紊乱以及防止复发。由于实践证明，经治疗的患者比不治疗者存活率高5～6倍，因此，一旦确定肺栓塞，即应积极进行治疗。

具体治疗措施如下：

1. 急性肺栓塞的急救措施

急性肺栓塞的急救措施，如：使患者安静、保暖、绝对卧床、连续监测血压、心率、呼吸等生命体征，给予必要的吸氧、止痛措施，对症处理。

2. 溶栓治疗

主要用于新鲜血栓或14天以内的大块肺血栓栓塞（指超过2个肺叶血管栓塞）；或肺栓塞伴休克，原有心肺疾病的次大块肺栓塞引起循环衰竭者。常用的药物有组织型纤维蛋白溶酶原激活剂（rt－PA）、尿激酶、链激酶等。溶栓治疗的绝对禁忌症有活动性肠道出血，两个月内的颅内出血，颅、脊柱术后，肝肾功能衰竭等。溶栓治疗常需2～24小时。

3. 抗凝治疗

为防止血栓发展和复发，可用抗凝治疗，常用的药物有肝素和华法令。肝素通常用7～10天，华法令疗程为3～6个月。若并发肺动脉高压和肺心病者，疗程延长。

七 影响肺栓塞治愈的因素

肺栓塞可否治愈，取决于栓子的大小，治疗是否及时有效，原发病变可否去除等多方面因素。

巨大肺栓塞（指肺动脉或其主要分支栓塞）常可猝死。据有关统计资料表明：急性肺栓塞约11%死于发病后1小时内，存活超过1小时以上者可达89%，应该说，肺栓塞患者理应有机会得到有效治疗。遗憾的是肺栓塞的误诊率、漏诊率仍较高，约20%～30%的患者因未接受正确的治疗而死亡。因此，医院的综合实力，即心内科、呼吸内科、血管外科、麻醉科、放射科、核医学科等多学科间的技能与合作是治愈肺栓塞的基本保证。

只要积极地预防、及时地治疗肺栓塞，应该说，肺栓塞是可以治愈的。

八 肺栓塞外科手术治疗的问题

部分肺栓塞患者可以通过外科急诊手术行取栓治疗，这包括肺动脉取栓和下肢静脉取栓。但由于其手术并发症较多，死亡率较高（特别是肺动脉取栓），尚未普及开展。取栓术有其严格的指征，国内部分医院已开展此项手术，但到目前为止，对肺栓塞的治疗仍以内科溶栓治疗为主。

肺栓塞的外科介入治疗，除血栓摘除术外，还有下腔静脉阻断术，通过心导管植入下腔静脉滤器术等预防肺栓塞再发手术。

九 肺栓塞的预防

为防止肺栓塞的发生，首先要从避免血栓栓子的形成入手。由于血栓多来自下肢或盆腔静脉系统，其形成又与血管壁损伤、血流淤滞、血液高凝状态有关，因此，对于易感者的监测与预防至关重要。

如：慢性风湿性心脏病、心房纤颤者，血流在心耳或心房处旋转，易形成血栓；各种心力衰竭，久病或手术后长期卧床者均可使血流缓慢，缺氧或其他原因引起血管内膜损伤，粗糙、局部血小板附着，易形成血栓；而严重出血、烧伤、大手术后，血液呈高凝血状态亦可促使血栓形成，以上三者相互联系，而以静脉血流缓慢为重要因素，特别是久病或手术后患者，突然起床活动或用力排便时，可促使局部血栓脱落，沿血流抵达肺脏形成肺栓塞。因此，预防要从去除上述病因入手。通过血液流变学等检查发现血流缓慢、血液高凝状态者应及早服用抗凝药物或静输疏通微循环的低分子右旋糖酐等液。当然，更重要的是原发疾病的治疗。

对于下肢静脉病变要积极治疗，除必要的静脉手术外，穿用有压差的医用弹力袜，或通过机械方法促进下肢静脉回流、或通过药物方法抗凝，疏通微循环均为可取的预防栓塞发生的有效办法。特别是手术患者应早日离床，进行适当的体力活动，需长期卧床者，应在床上定时做深呼吸和四肢屈伸运动，经常变换体位，定时按摩下肢，抬高20°。总之肺栓塞的预防应针对不同病因，有的放矢的进行。

十　肺栓塞与中老年人的关系

迄今为止，肺栓塞的准确发病率虽然仍未清晰，但肯定的是其发病率越来越高，且随年龄的增加而升高。儿童患病率约3%，而60岁以上者可达20%。肺栓塞以50～65岁年龄组最多见，90%致死性肺栓塞发生在50岁以上。性别与肺栓塞的发生在儿童及青春期无明显差别，但20～39岁年龄组女性深静脉血栓的发病率比同龄男性高10倍，这可能与妇女妊娠、卧床、或服用避孕药有关。其确切机制不清。除此之外，超过标准体重20%，栓塞病的发生率增加。某些血液病及糖尿病等代谢性疾病也易发生血栓病。

所以说，肺栓塞病是中老年人不可忽视的一种常见病。

呼吸病常用诊疗技术

一　对呼吸病人进行胸部 X 线检查的原因

胸部 X 线检查是应用 X 线的穿透能力、荧光作用和照相作用，在穿透胸部后使其中肺脏、心脏、纵隔等结构在荧光屏或胶片上显示影像以达到诊断及观察疗效的目的。它包括胸部透视、摄影、病灶或支气管断层摄影、支气管造影等。

一些常见的呼吸疾病如肺炎、肺结核、肺癌等均可表现咳嗽、咳痰、咯血、胸痛、气促等呼吸道症状，体格检查均可听到呼吸音改变，这些症状体征均无特异性，常规的血、尿、便三大检查也无特异性改变，从而给诊断带来困难。利用胸部 X 线检查，医生可根据 X 线显示的病灶性质、部位等，结合临床症状及其他检查，可比较准确地诊断疾病。另外，根据胸部 X 线检查结果，医生还可判定某种疗法的治疗效果、疾病的转归等。

二　胸部 CT 检查

胸部 CT 是胸部电子计算机 X 线体层扫描的英文缩写符号，它的问世大大提高了呼吸疾病的诊断水平。

和普通 X 线胸片相比，胸部 CT 优越性表现在：

*具有较高的密度分辨力，比 X 线几乎高 10 倍，能确定病变是实体性、囊性还是脂肪性。

*能提供无前后重迭的横断面解剖图像。由于这些特点，故近年来对一些常规 X 线胸片不易明确诊断的病例，常加做胸部 CT，它能显示 X 线不能显示或显示不清的区域，如纵隔肿瘤、肺内微小病灶、胸膜肿瘤、动脉瘤等的诊断。新近问世的高分辨 CT 对弥漫性肺间质病变、支气管扩张及肺部小结节病灶的诊断更具突出效果。

但胸部 CT 检查也有局限性，如对支气管形态的判定不如支气管造影，对肺内结节的良恶性不能鉴别，费用较高等。

三 肺功能检查

肺功能检查是利用肺功能仪来了解病人肺呼吸生理状况的一种方法，近年来已在各大医院广泛开展。它有助于：

1. 疾病诊断。例如通过检查病人肺通气功能障碍的类型和程度，帮助诊断慢性阻塞性肺病；通过了解运动前后1秒钟用力呼出量变化，协助诊断哮喘等。

2. 评价药物疗效。例如评定各种支气管扩张剂的疗效等。

3. 预测胸科手术的耐受性，协助手术种类的选择。

4. 劳动力鉴定。

5. 呼吸生理研究。

四 动脉血气分析

动脉血液气体分析简称动脉血气分析，它是指通过血气分析仪对病人动脉血液中气体进行检测分析以帮助医生诊断疾病、了解病情变化的一种方法。人类在呼吸空气的情况下，血液中所含气体主要有氧气（O_2）、二氧化碳（CO_2）等，故临床血气分析中主要检测血中 O_2 和 CO_2 含量。目前常用指标如下：

1. 动脉血氧分压（PaO_2）：一般正常值为10.7～13.3千帕（80～100毫米汞柱）。

2. 动脉血二氧化碳分压（$PaCO_2$）：正常值为4.6～6.0千帕（35～45毫米汞柱）。

3. 动脉血氧饱和度（SaO_2）：一般认为正常人应大于93%～95%。

4. 动脉血酸碱度（pH）：正常值为7.35～7.45，酸中毒时<7.35，碱中毒时>7.45。

5. 碳酸氢盐（HCO_3^-）：正常值为22～27毫摩/升

6. 碱剩余（BE）：正常值为0±3毫摩/升

7. 阴离子间隙（AG）：正常10～14毫摩/升，酸中毒时常>16毫摩/升。

五　纤维支气管镜检查在呼吸病诊治中的价值

1967 年，纤维支气管镜正式开始用于临床，迄今为止，其在呼吸疾病诊治中的价值主要有二方面：一是用于诊断，二是用于治疗。

1. 诊断方面

纤维支气管镜可弯曲、可视性好，能比较准确地获取支气管分泌物、进行毛刷涂片、支气管黏膜活检、经支气管壁细针抽吸术等，从而有助于肺部感染、肺结核、肺癌和肺不张等呼吸疾病的诊断。通过纤支镜进行选择性支气管造影，协助支气管扩张的诊断。另外，通过纤支镜进行支气管肺泡灌洗液检查，帮助诊断肺孢子虫病、肺泡蛋白沉着症等少见病的诊断，从而扩大诊断范围。

2. 治疗方面

通过纤维支气管镜可以吸出阻塞支气管的炎性分泌物、血块和异物，使炎症减轻、肺不张得以重新充气扩张。通过纤支镜引导下行气管插管进行机械通气，可治疗多种原因所致的呼吸衰竭。通过纤支镜行肺泡灌洗可帮助治疗矽肺、肺泡蛋白沉着症、肺内放射物质沉积、呼吸衰竭、哮喘等。还可通过注入止血药、抗生素等治疗咯血、肺部感染、肺癌、支气管内膜结核等。近年来还有人尝试用纤支镜代替胸腔镜用于恶性胸水的治疗等。

但纤维支气管镜检查也偶有并发症出现，主要有咯血、气胸及术后发热等，发生率约 1%～5%，可有自愈性。

六　气管插管和气管切开

气管是肺脏和外界相通的唯一通道，人体吸入氧气、呼出二氧化碳均通过此进行。一些疾病如慢性肺心病、支气管哮喘、急性呼吸窘迫综合征、脑炎、药物中毒、运动神经元病、格林—巴利综合征等发展到一定程度时会严重影响病人呼吸功能，甚至威胁生命。这时医生往往将合适的导管经鼻或口腔插入气管内以建立人工通气道，此种方法称气管插管术。它的主要目的是连结呼吸机，辅助病人进行呼吸，保持呼吸道通畅，减少无效腔，有利于清除支气管分泌物及气管内给药，从而改善通气。

气管插管分经口和经鼻2种，前者易于完成，但对咽喉刺激较大，清醒病人或病人清醒后常难以忍受，口腔护理也较困难。由于口腔空隙大，气管插管固定较差，较易扭曲和脱出，而且实践证明，这种方法保留时间不宜过长，并发症较多，脱机成功的可能性也较小，故近年来有少用趋势。经鼻插管较难进行，管腔较细较易为痰液堵塞，有时可致鼻出血等，但此法易于固定，可长期保留，病人易于接受，并发症较少，故目前应用较多。

气管切开是切开病人颈段气管的前壁，使其可以经过新建立的通道进行呼吸的一种手段。它可解除呼吸道梗阻、便于痰液吸出、药物滴入及呼吸机长期辅助呼吸。由于病人痛苦大，不能反复进行，且有气管感染、出血、狭窄等并发症，故应慎用。

七　机械通气及其适应症

机械通气是应用机械原理与装置——呼吸机将具有不同氧浓度的气体送入病人气道，同时帮助体内二氧化碳排出，以完全控制或辅助病人的通气过程，从而减少呼吸功耗，达到纠正缺氧或/和高碳酸血症的目的。

机械通气适用于：

1. 呼吸疾病所致的呼吸衰竭：如慢性肺心病、慢性阻塞性肺病、重度哮喘、急性呼吸窘迫综合征等。

2. 神经肌肉疾病所致呼吸衰竭：如运动神经元病、帕金森氏病、脑炎、脑血管意外、格林－巴利综合征等。

3. 其他：安眠药、农药、酒精中毒等所致的呼吸衰竭，辅助某些外科手术，预防术后呼吸衰竭等。

八　胸腔穿刺术及其禁忌症

当病人有胸腔积液或积气时，胸部体格检查、X线照像、CT扫描及B超等检查，仅能证实积液或积气的存在，并不能明确其性质。医生通过把特制的胸腔穿刺针刺入胸腔抽取液体或气体，以帮助诊治，此法称为胸腔穿刺术。

1. 胸腔穿刺的目的

* 可明确积液的性质是渗出液、漏出液、血性、脓性或乳糜性，从而帮助诊断。

* 抽取积液标本，送检腺苷脱氨酶、癌胚抗原、铁蛋白以及细菌培养、肿瘤细胞等，为病原学诊断提供线索。

* 抽取积液或积气，可缓解呼吸困难或中毒症状。

* 在抽液或抽气后注入药物可治疗复发性气胸、癌性胸水、脓胸、乳糜胸等。

2. 胸腔穿刺的禁忌症

* 对麻醉药过敏者。

* 胸穿部位有炎症、溃疡者。

* 有出血倾向者。

* 躁狂或精神病等不能合作者。

* 病情危重者。

九　适用氧气疗法的疾病

正常人动脉血氧分压（PaO_2）随着年龄的增加而下降，用公式表示为：$PaO_2=100-0.3x$ 年龄，临床上常简记为 10.7～13.3 千帕（80～100 毫米汞柱）。一般认为老年人 PaO_2 低于 10.7 千帕（80 毫米汞柱）即存在低氧血症。引起低氧血症的机理包括肺泡通气不足、通气/灌注比例失调、气体弥散障碍、动静脉分流增多等。

理论上，凡是出现低氧血症或缺氧的疾病都是氧气疗法的适应症，但由于人体有一定的代偿和适应能力，故一般认为氧疗的标准是成人 $PaO_2<8.0$ 千帕（60 毫米汞柱）。对一些急性疾病如急性呼吸窘迫综合征、肺栓塞、急性心肌梗塞、肺水肿、一氧化碳中毒等可吸入较高浓度的氧气（氧浓度＞35％），以迅速改善病人的严重缺氧状态。需注意吸入时间不宜过长（尤其是吸氧浓度＞50％时），否则可致氧中毒。对慢性支气管炎、阻塞性肺气

肿、慢性肺心病、矽肺等伴有二氧化碳分压升高的慢性病人，则宜吸入低浓度氧（氧浓度<35%）。这是因为这些病人的呼吸中枢对二氧化碳升高反应较弱，呼吸中枢的驱动主要靠低血氧对外周化学感受器的刺激。如给予高浓度氧疗，使低氧血症迅速解除，呼吸中枢可因丧失刺激源而受到严重抑制，使病情更加恶化。

十　家庭氧疗

长期家庭氧疗始于七八十年代，它是指病人居家长期低浓度吸氧（<35%），以纠正低氧血症而又不引起高碳酸血症，并尽量保持病人的活动能力。大量实践证明，每天吸氧时间14～15小时以上的长期家庭氧疗，可改善病人的神经精神状态，降低肺动脉高压，减少住院次数和时间，提高生活质量，延长存活期。

下述情况适合长期家庭氧疗：

1. 慢性阻塞性肺部疾病如慢性支气管炎、阻塞性肺气肿、慢性肺心病等伴有下列之一者：A. 严重持续低氧血症［PaO_2<7.3千帕（55毫米汞柱）］，至少3周。B. 肺功能检查1秒钟用力呼出量（FEV_1）<1.5升，3周内重复检测，差异<20%。

2. 睡眠性呼吸暂停综合征或严重睡眠性低氧血症，运动性低氧血症。

3. 需减轻病情的其他低氧血症肺疾患。

家庭氧疗应注意吸入氧气的湿化，注意氧气瓶远离火源。

十一　吸氧的常用工具及吸氧浓度的计算

1. 常用的吸氧工具

* 单侧鼻导管；
* 双侧鼻导管；
* 鼻塞；
* 通气面罩；
* 呼吸机给氧等。

单、双侧鼻导管和鼻塞较常用，它们价格低廉，不影响进食和咳嗽，病人易于接受。但吸氧浓度不恒定，入鼻口易于堵塞是其不足之处。

通气面罩一般为文丘里面罩，通常用于较重的呼吸病病人，吸氧浓度恒定，可按需调整。缺点是在咳痰、进食时必须摘去面罩。

呼吸机给氧适用于严重的呼吸衰竭病人，多在重症监护室内进行。

2. 吸氧浓度可用下列公式计算

吸氧浓度（%）＝21＋4×给氧流速（升/分）

图书在版编目（CIP）数据

专家谈呼吸道疾病防治/姚天樵编著.
—北京：中国社会出版社，2006.9
（城乡社区健康管理丛书/钱信忠 李艳芳主编）
ISBN 978－7－5087－1254－3

Ⅰ.专...　Ⅱ.姚...　Ⅲ.呼吸系统疾病—防治
Ⅳ.R 56

中国版本图书馆 CIP 数据核字（2006）第 100860 号

丛 书 名：城乡社区健康管理丛书
主　　编：钱信忠 李艳芳
书　　名：专家谈呼吸道疾病防治
编　　著：姚天樵
责任编辑：袁明望

出版发行：中国社会出版社　邮政编码：100032
通联方法：北京市西城区二龙路甲 33 号新龙大厦
电　话：（010）66051698　电　传：（010）66051713
邮购部：（010）66060275
编辑部电话：（010）66030229（010）66032631
编辑部网址：www.jiankang－jia.com
经　　销：各地新华书店

印刷装订：北京印刷一厂
开　　本：140mm×203mm　1/32
印　　张：6
字　　数：101千字
版　　次：2006 年 9 月第 1 版
印　　次：2014 年 7 月第 5 次印刷
定　　价：12.00 元